JN243492

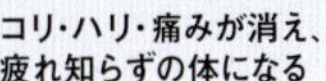

コリ・ハリ・痛みが消え、
疲れ知らずの体になる

人生を変える！
骨ストレッチ

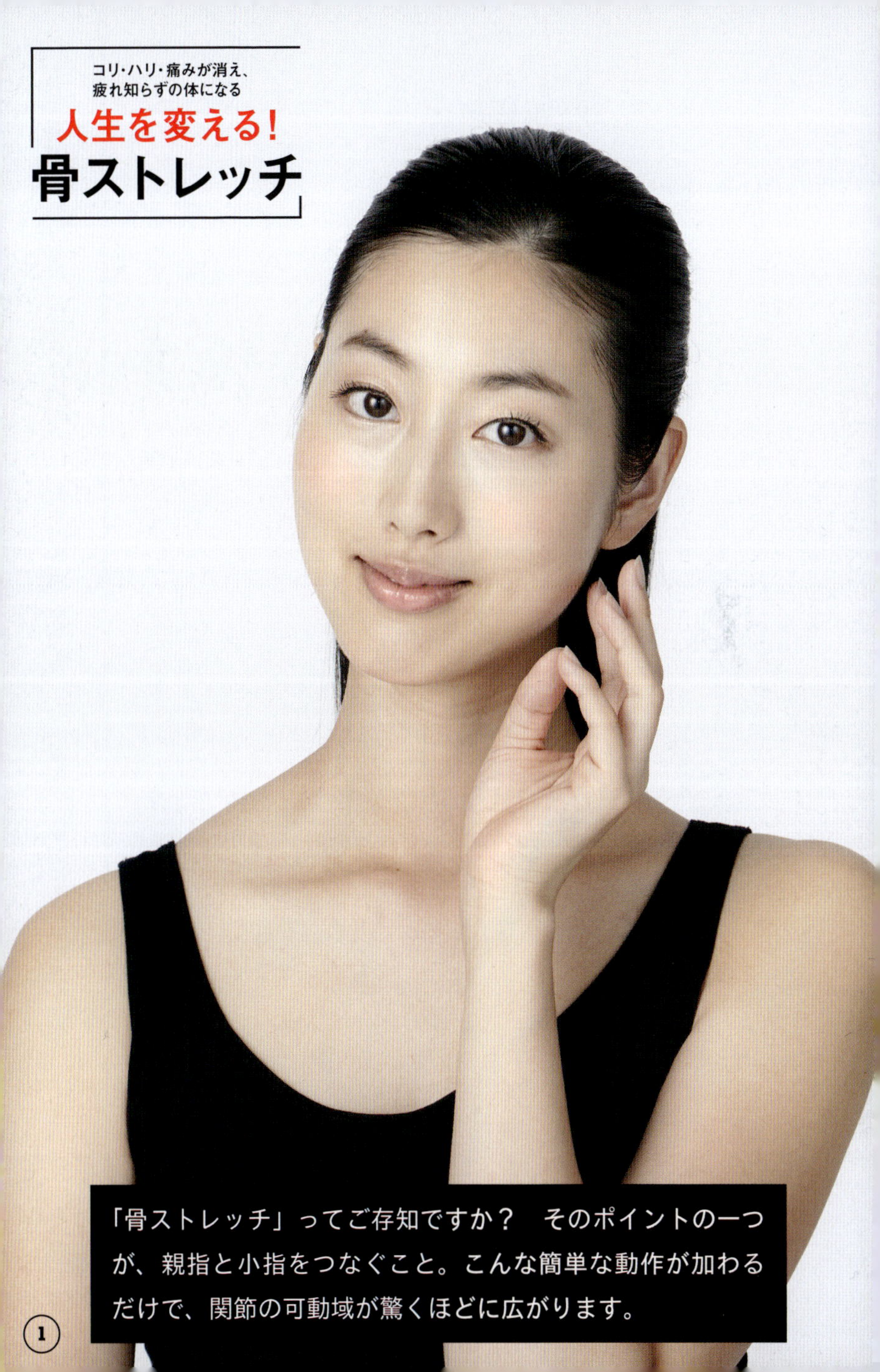

「骨ストレッチ」ってご存知ですか？　そのポイントの一つが、親指と小指をつなぐこと。こんな簡単な動作が加わるだけで、関節の可動域が驚くほどに広がります。

骨を意識するだけで、体の柔軟性が劇的に改善される!

本文72ページ

骨ストレッチの基本ポーズ

①片方の手の親指と小指をつないで輪をつくる。
②反対側の親指と小指で手首のグリグリした部分(尺骨と橈骨の先端)を押さえる。

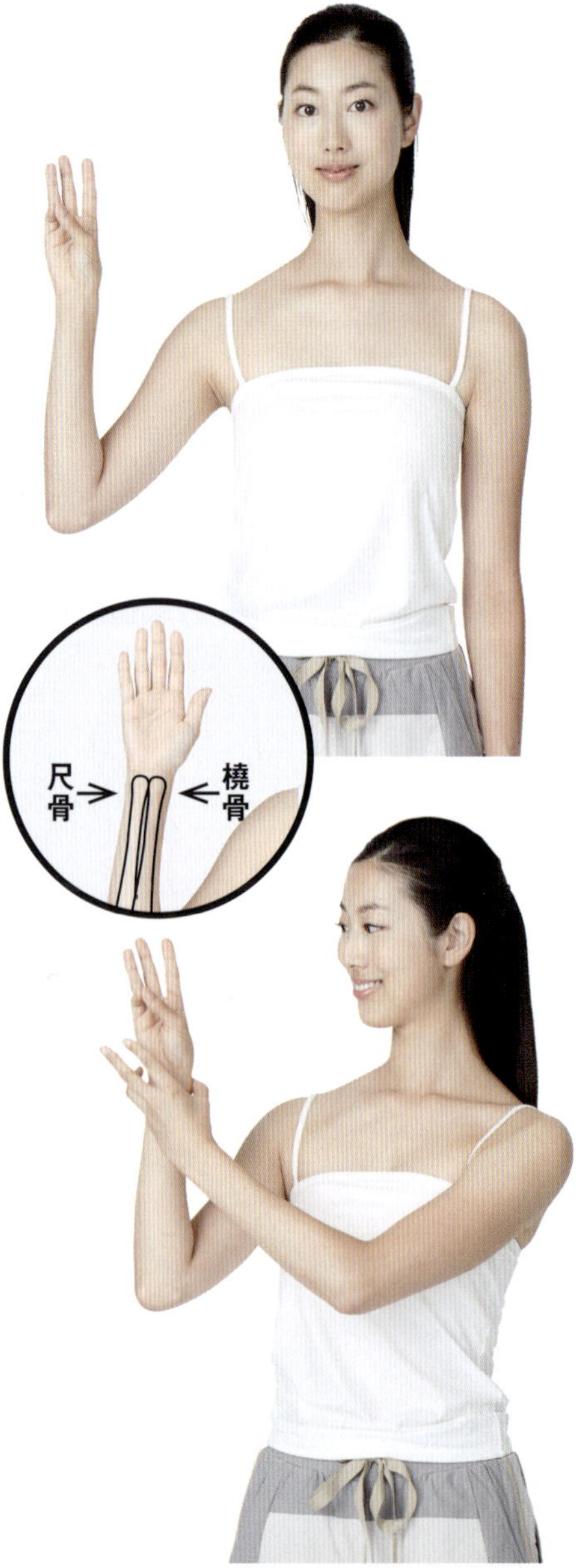

尺骨
橈骨

骨ストレッチのエクササイズの多くは、このポーズが基本。
手首のほかに肘や足首などを押さえる場合もありますが、
体の末端を押さえ、体幹を動かしやすくする原理は変わりません。

手首ブラブラ

☞本文68ページ

①骨ストレッチの基本ポーズ（②ページ）をつくる。
②そのまま両手を前に出し、押さえられたほうの手首を左右にブラブラ振る。
※7回が目安。手を替えて反対側も行う。

骨ストレッチの原点とも言うべきエクササイズ。
通常の手首をブラブラさせる動作と異なり、肩の一帯がほぐれることが特徴。
仕事の合間にこまめに行うと、肩や首のコリが防ぎやすくなります。

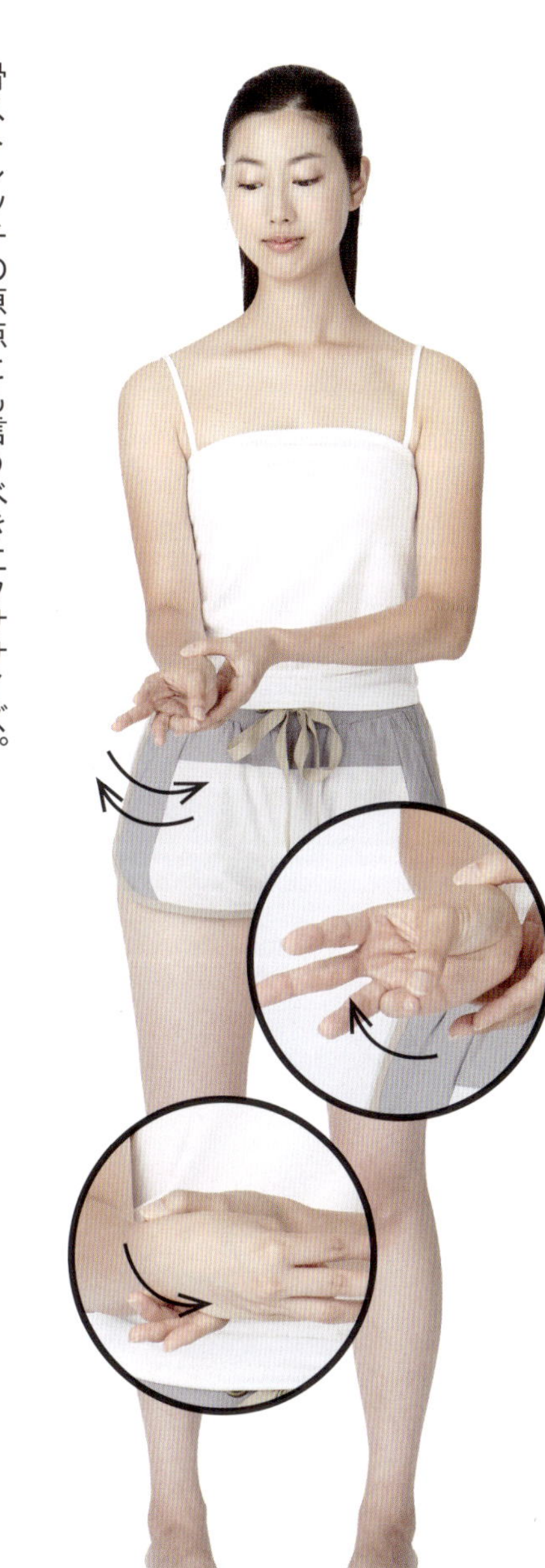

手首を振るだけなのに、肩関節がほぐれるのはなぜ？

デスクワークの疲れを解消したい時はコレがおすすめ！

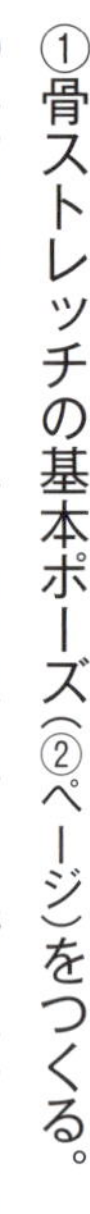

①骨ストレッチの基本ポーズ（②ページ）をつくる。

②手首を押さえられた側の腕の肘を上げ、直角に曲げる。

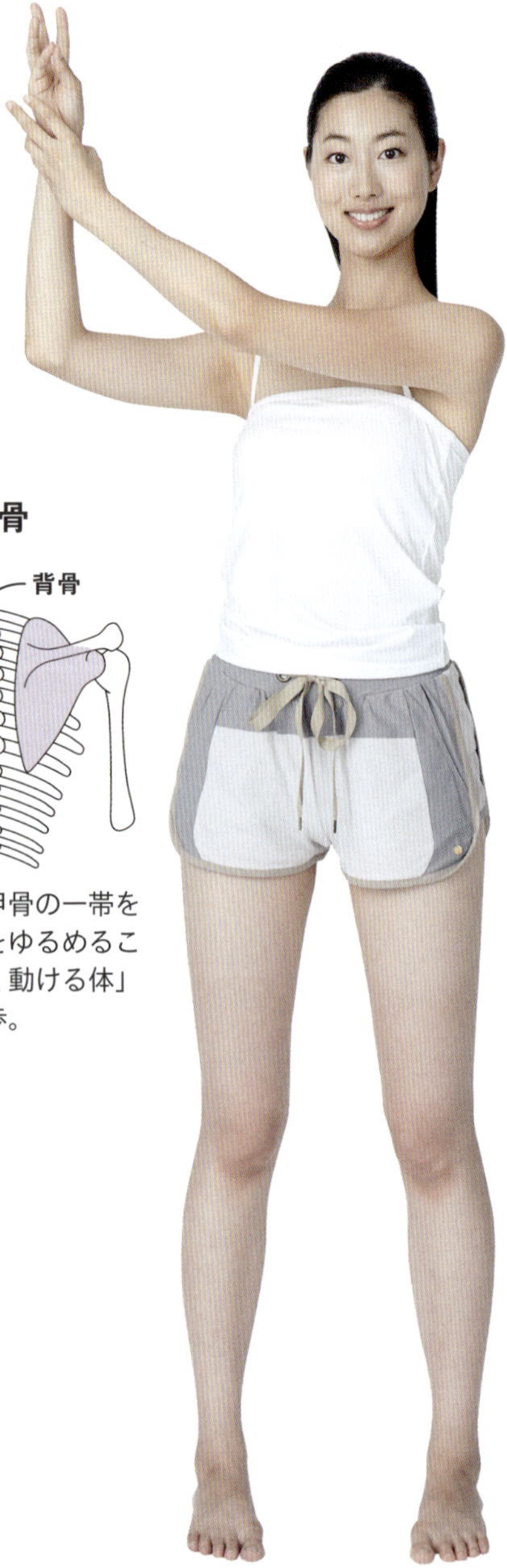

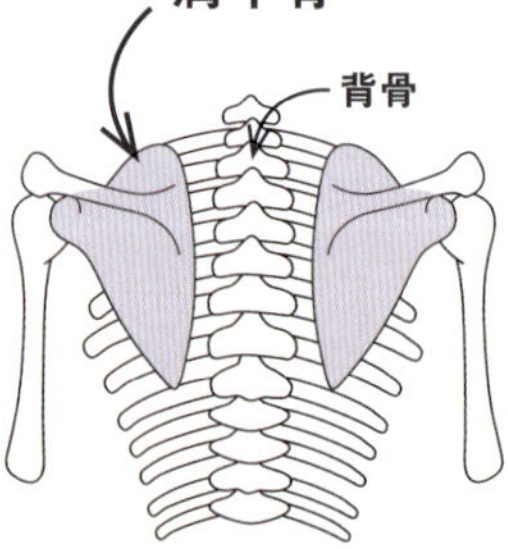

肩甲骨

背骨

背中にある肩甲骨の一帯をほぐし、幹体をゆるめることが、「心地よく動ける体」をつくる第一歩。

手首肩甲骨ストレッチ

☞本文65ページ

③肩甲骨を意識しながらそのまま後方に引く。
※7回が目安。左右の手を替えて反対側も行う。

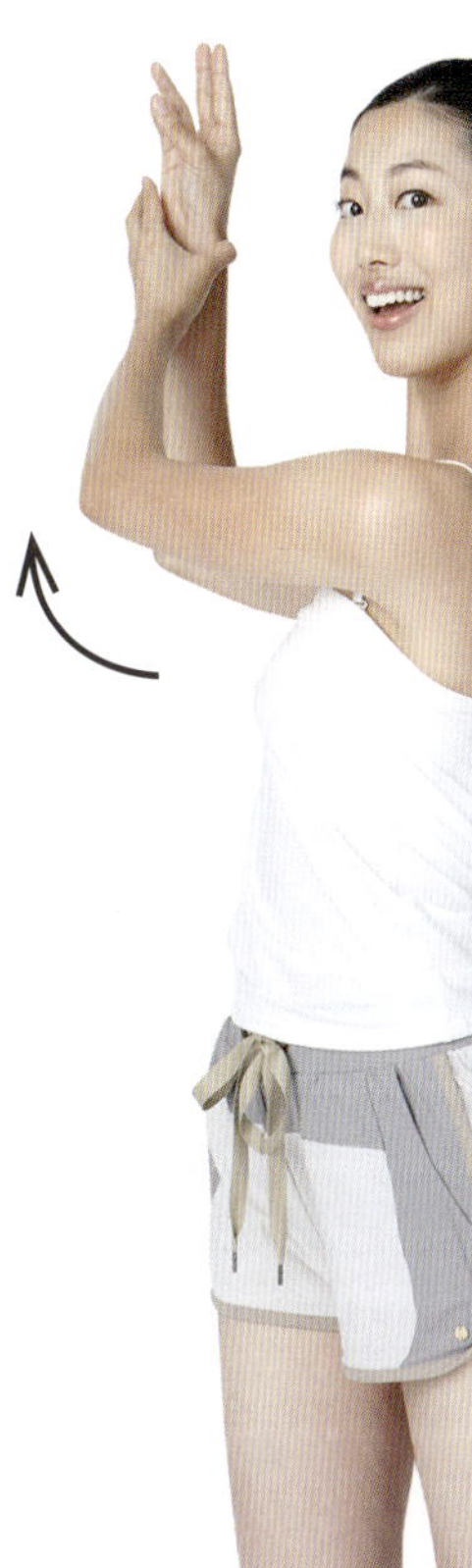

「手首肩甲骨ストレッチ」を行うと、脇腹や肩の一帯が強く刺激されるのがわかるはず。手首を制御することで、じつは体幹を効果的に動かすことができるのです。

本文118ページ

手首首まわし

①骨ストレッチの基本ポーズ（②ページ）をつくる。
②両手を前に出し、時計回りにゆっくりと首をまわす。
※7回が目安。反時計回りにも同様に行う。

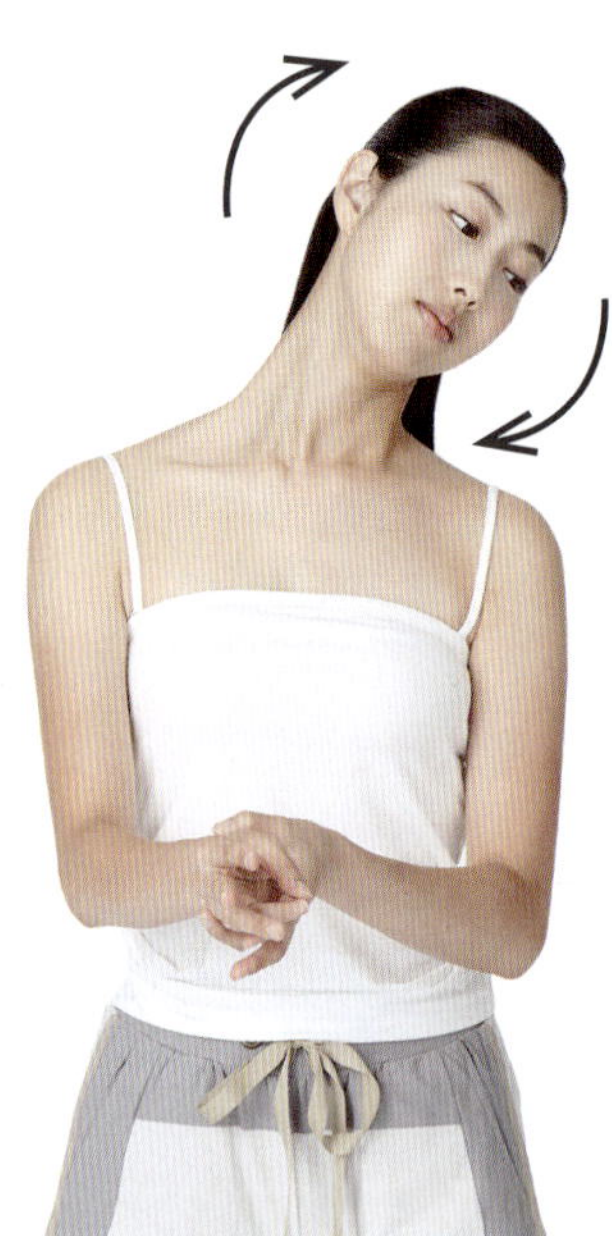

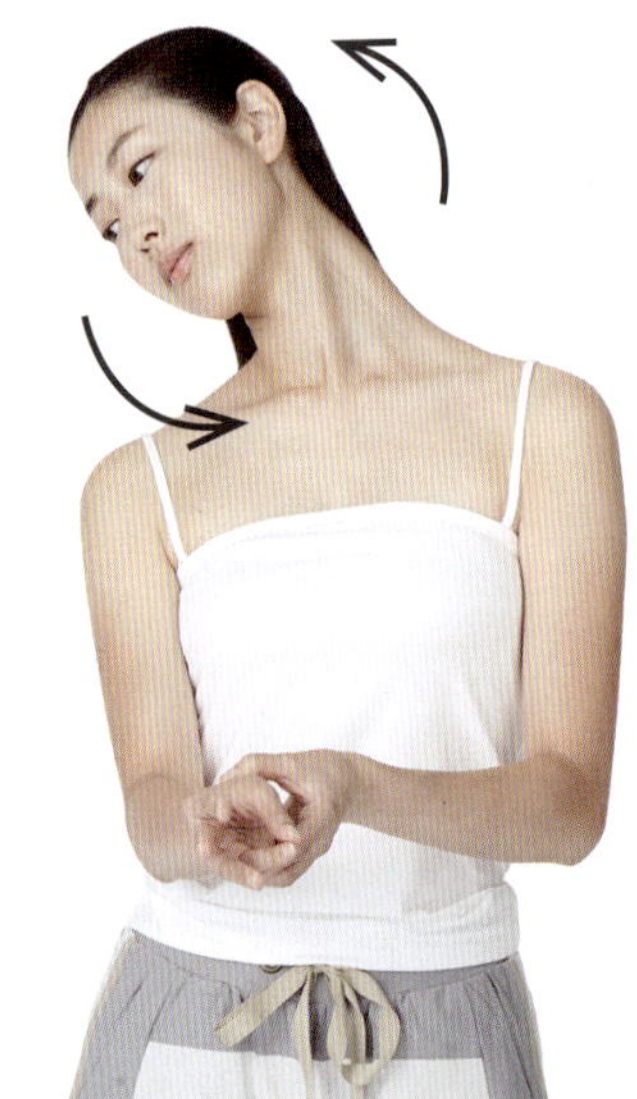

手首の骨を押さえることで、硬直化しやすい首～肩の一帯がラクにほぐせます。デスクワークの合間におすすめ。通常の首まわしより、滑らかにまわるのが実感できるでしょう。

肘首まわし ☞本文118ページ

①腕を組み、両手の親指と小指で反対側の腕の肘のグリグリした部分（上腕骨の先端）を押さえる。
②時計回りにゆっくり首をまわす。
※7回が目安。反時計回りにも同様に行う。

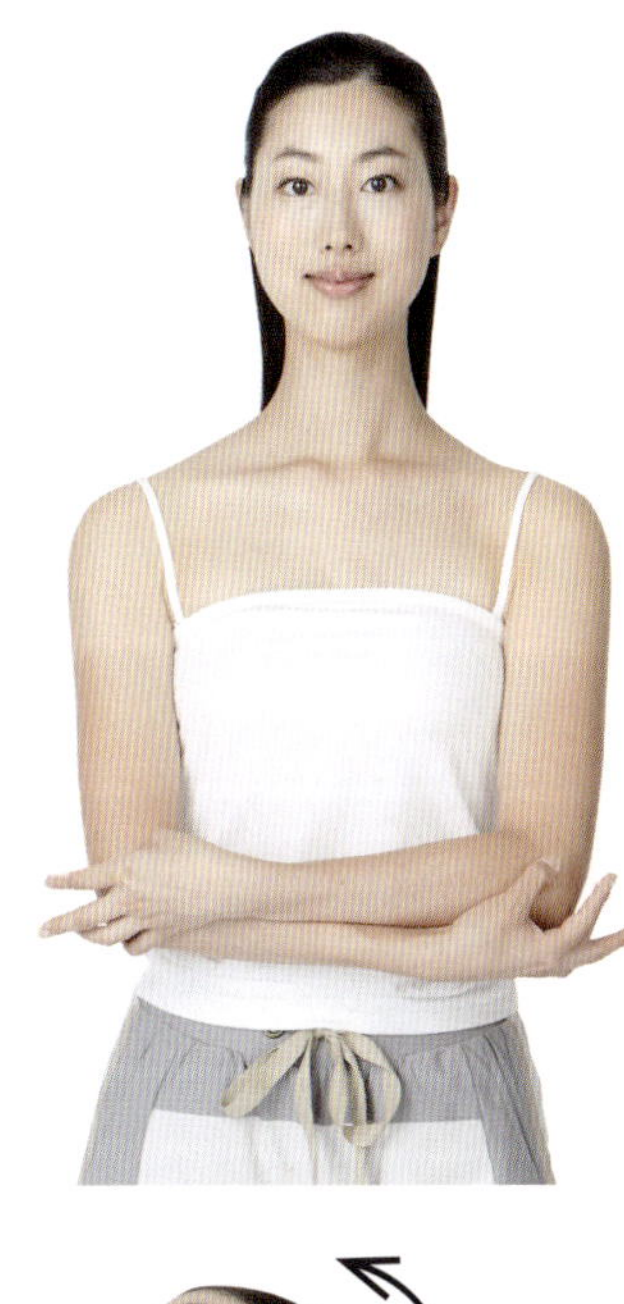

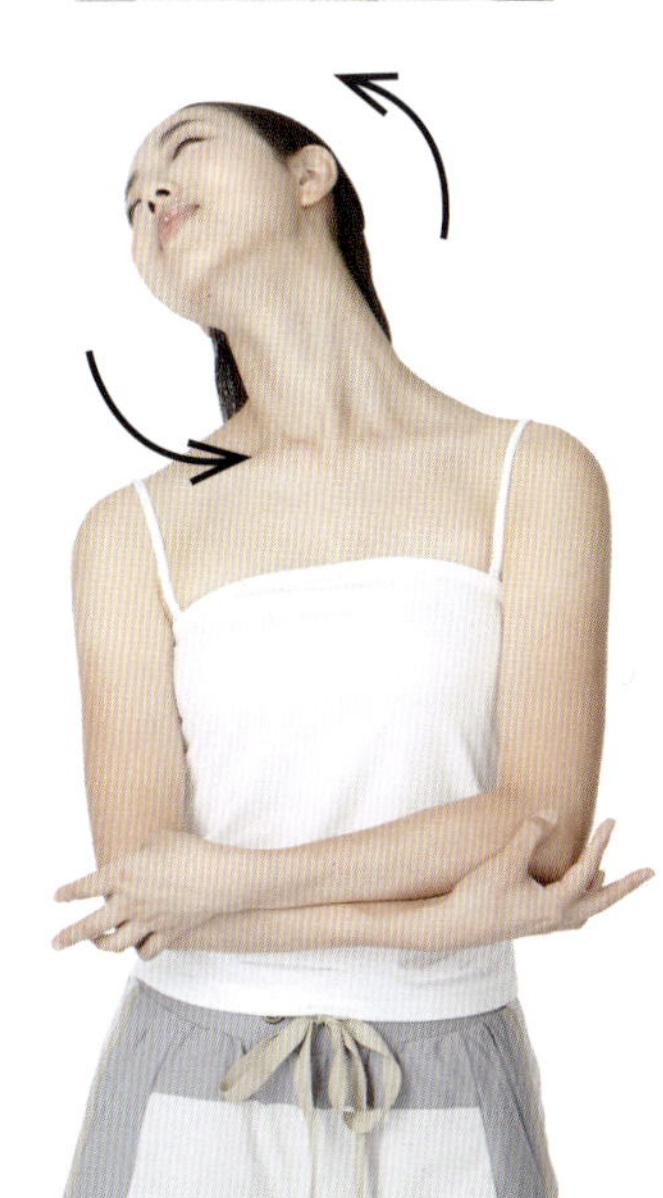

肘の骨を押さえることで体幹に刺激が伝わりやすくなるため、首～肩の一帯がさらにほぐれていきます。首の緊張がとれることで、偏頭痛、眼精疲労の改善にも効果的です。

本文66ページ

手首スクワット

①イスに座った状態で、骨ストレッチの基本ポーズ（②ページ）をつくる。
②そのまま両腕を天に突き上げるようにして立ち上がる。
※7回が目安。左右の手を替えて反対側も行う。

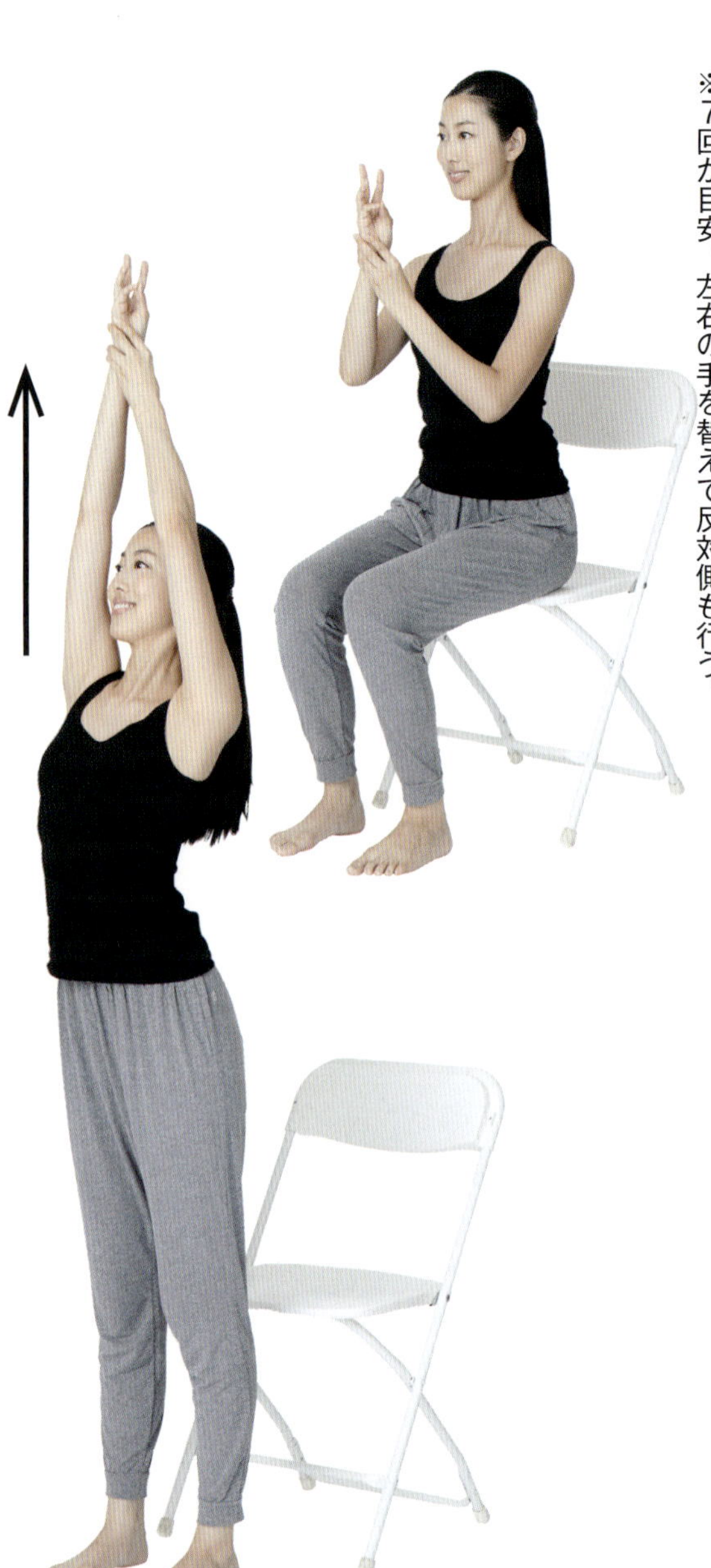

大事なのは体幹の柔軟性！　骨ストレッチ流の背伸びでゆったり！

手首背伸び

☞本文88ページ

①イスに座った状態で骨ストレッチの基本ポーズ（②ページ）をつくる。
②両手を上げて万歳をし、背もたれを利用して体を後方に伸ばす。
※7回が目安。左右の手を替えて、反対側も行う。

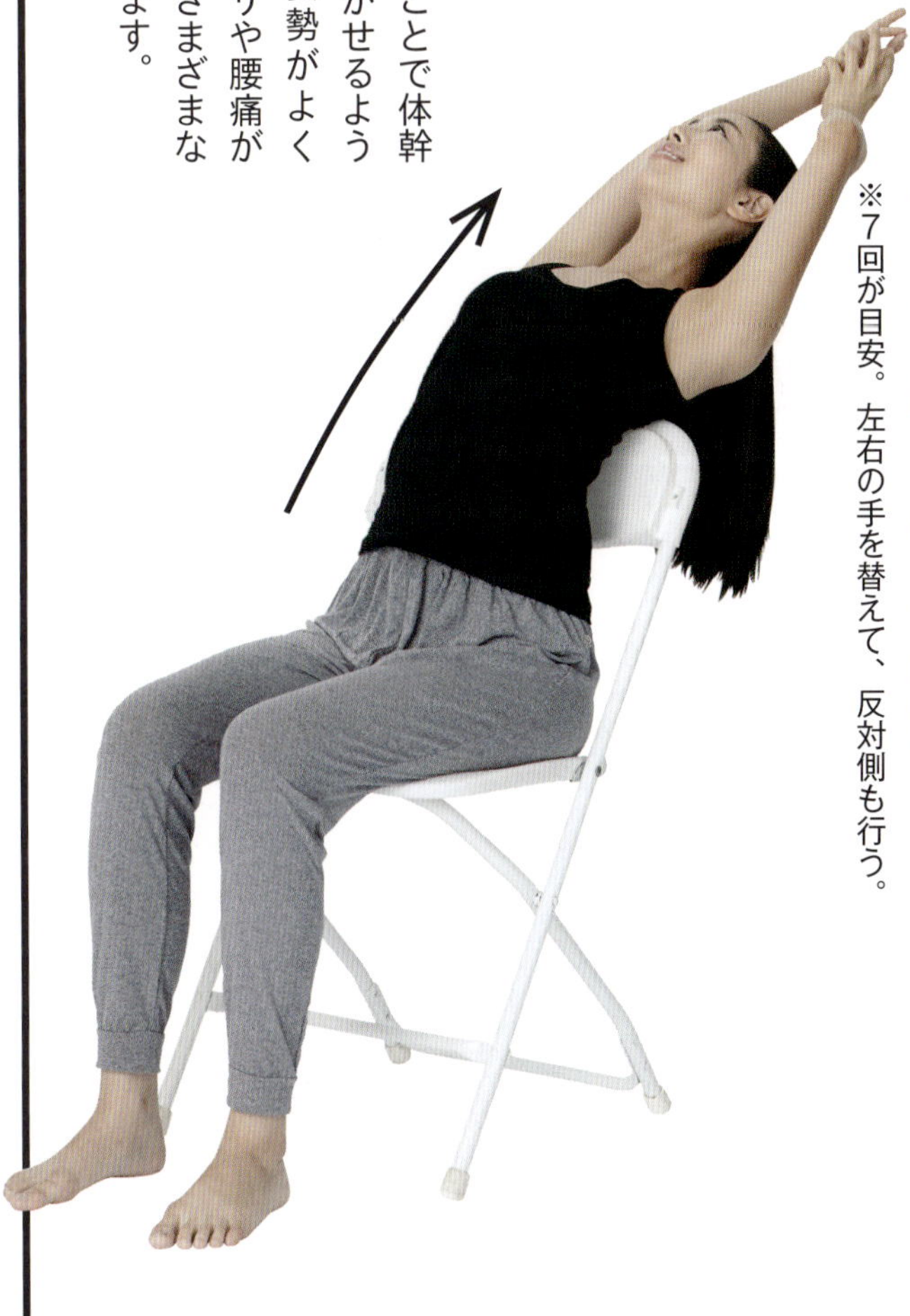

手首を制御することで体幹が気持ちよく動かせるようになるため、姿勢がよくなったり、肩コリや腰痛が改善されたり、さまざまな効果が体感できます。

本文89ページ☞

手首腰伸ばし

①イスに座った状態で骨ストレッチの基本ポーズ（②ページ）をつくる。

②両手を前方に突き出し、ゆっくりと上半身を伸ばす。

※7回が目安。左右の手を替えて反対側も行う。

体が硬い人でも驚くほどに背骨が伸び、体のゆがみが改善されます。もちろん、腰痛の緩和にも効果的です。

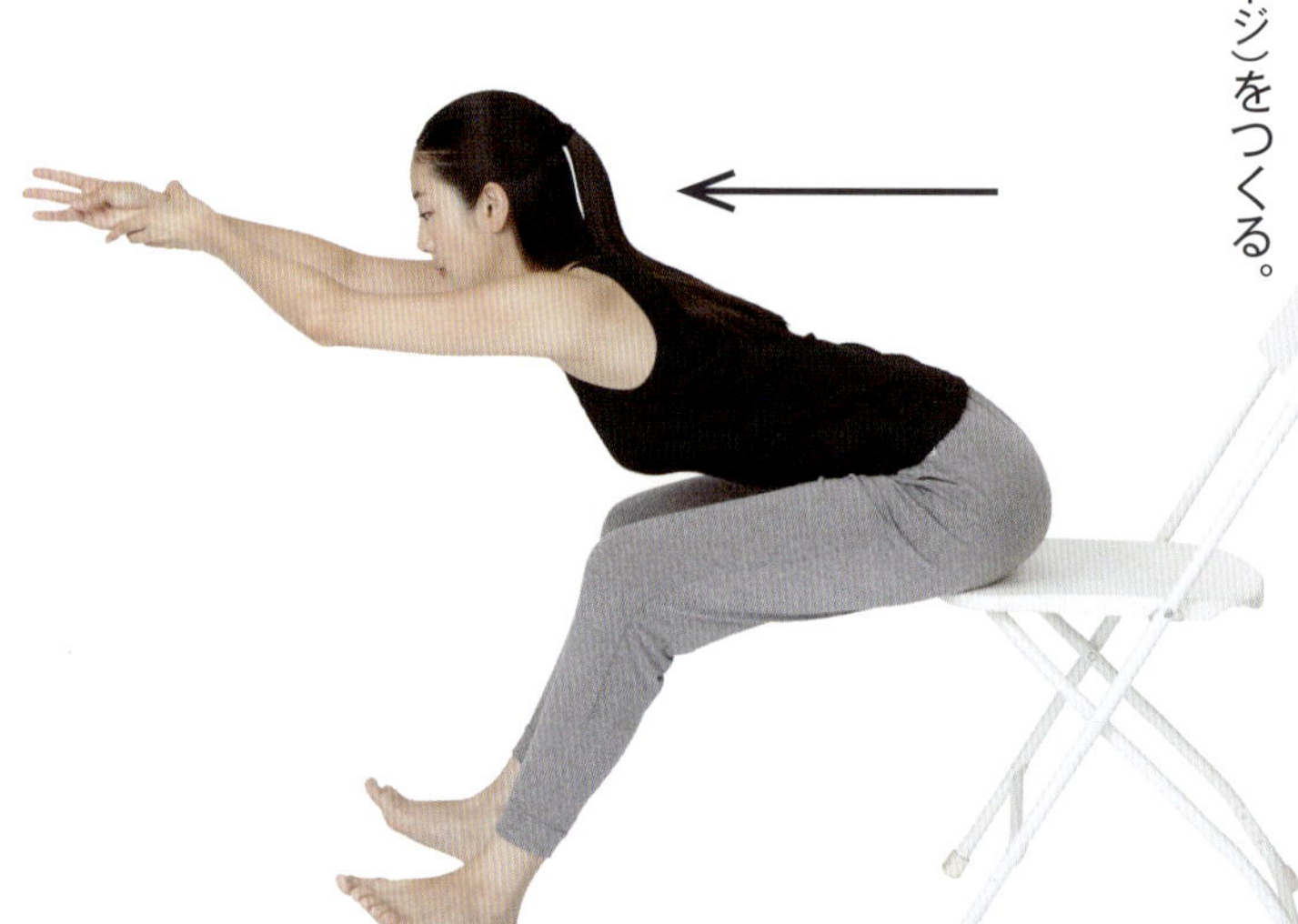

手首体側伸ばし

☞本文118ページ

①イスに座った状態で骨ストレッチの基本ポーズ（②ページ）をつくる。
②両手を挙げ、左右に体を伸ばす。

※7回が目安。左右の手を替えて反対側も行う。

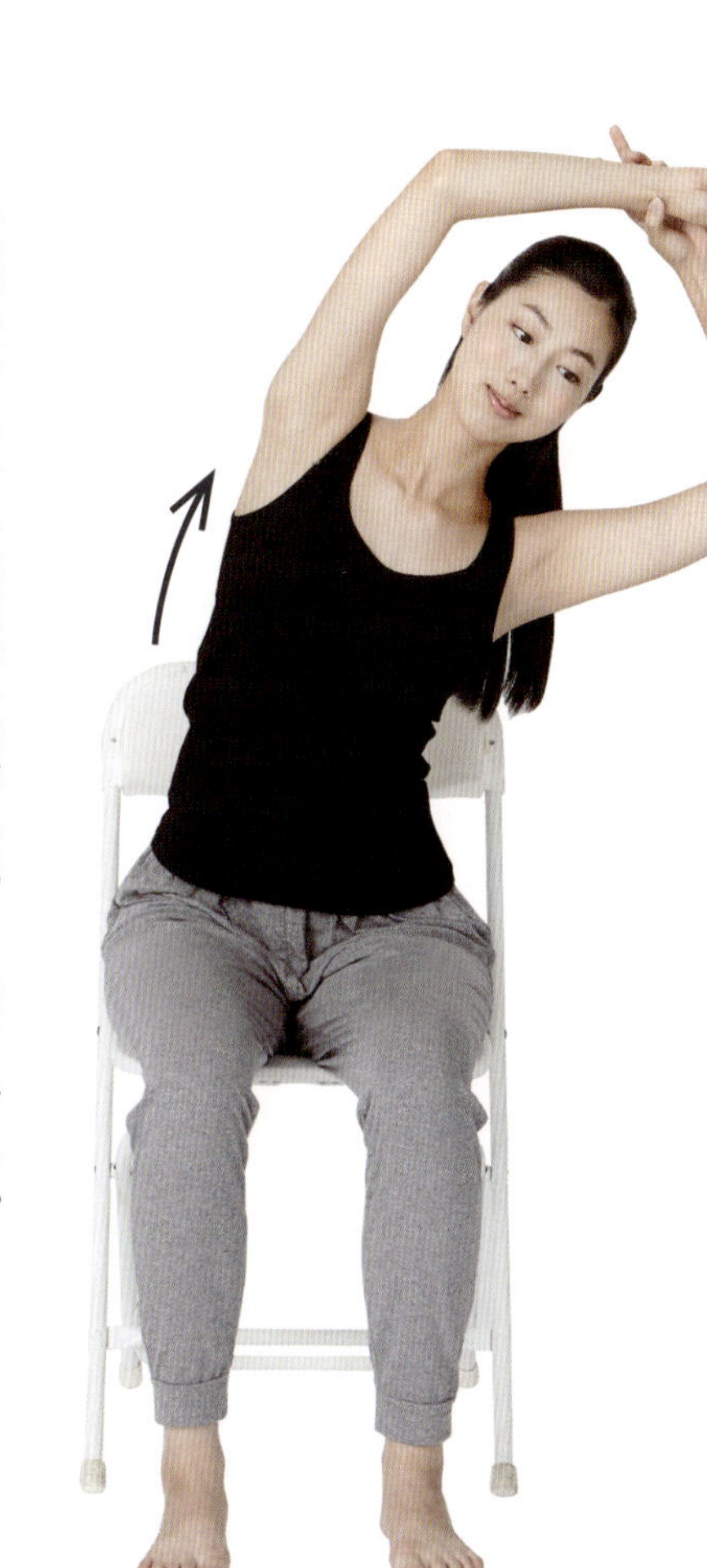

長時間のデスクワークで硬直化しやすい脇腹の一帯が心地よくほぐれます。運動前のウォーミングアップにも最適。

本文51ページ

鎖骨（さこつ）ひねり

①鎖骨（さこつ）の上に小指を、下に親指を置いて、両手で鎖骨の上下を押さえる。
②そのまま左右に体をひねる（各7回が目安）。

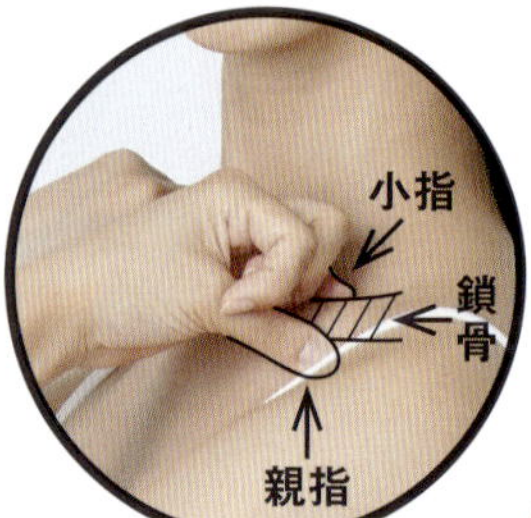

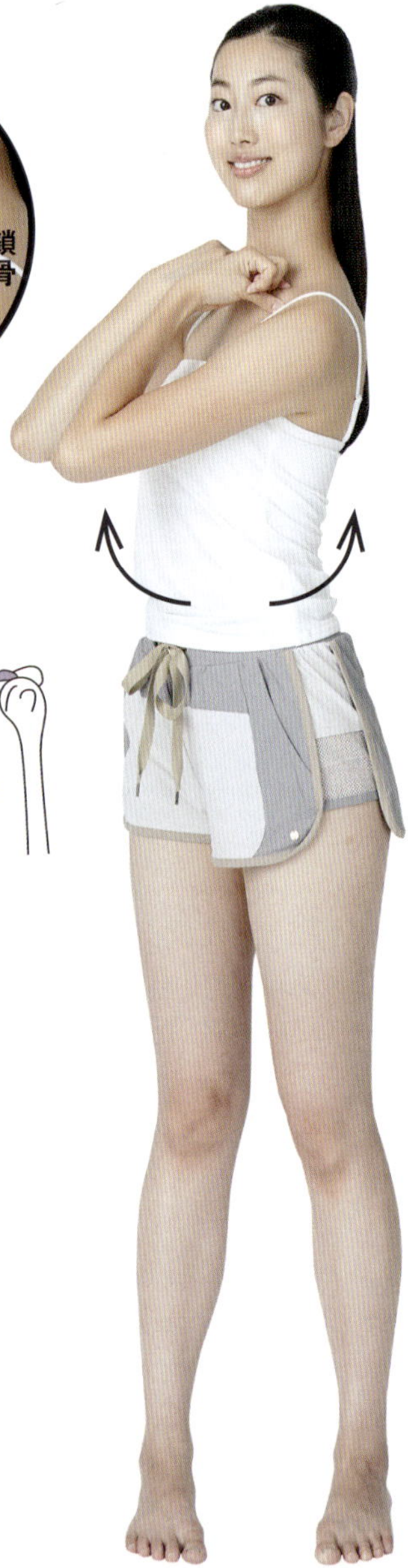

小指
鎖骨
親指

小指を上、親指を下にして鎖骨を押さえる。

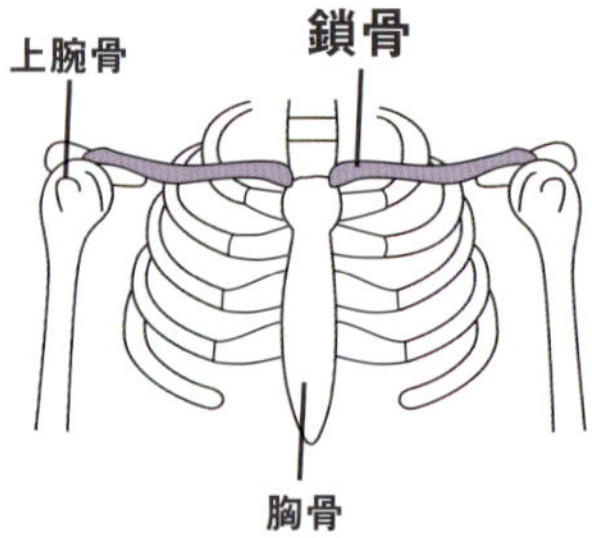

上腕骨
鎖骨
胸骨

胸骨と上腕骨をつなげる接点にある鎖骨。ここを意識して動かすと、腕～腰がつながり、体幹がダイナミックに動きはじめます。

ウエストが引き締まり、お腹がラクに引っ込む！

鎖骨パンチ

☞本文48ページ

①立った状態で、利き腕の側の鎖骨を反対の手の親指と小指で上下に押さえる（こちらは親指が上、小指が下）。

②そのままパートナーの手のひらにパンチを打ち込む。

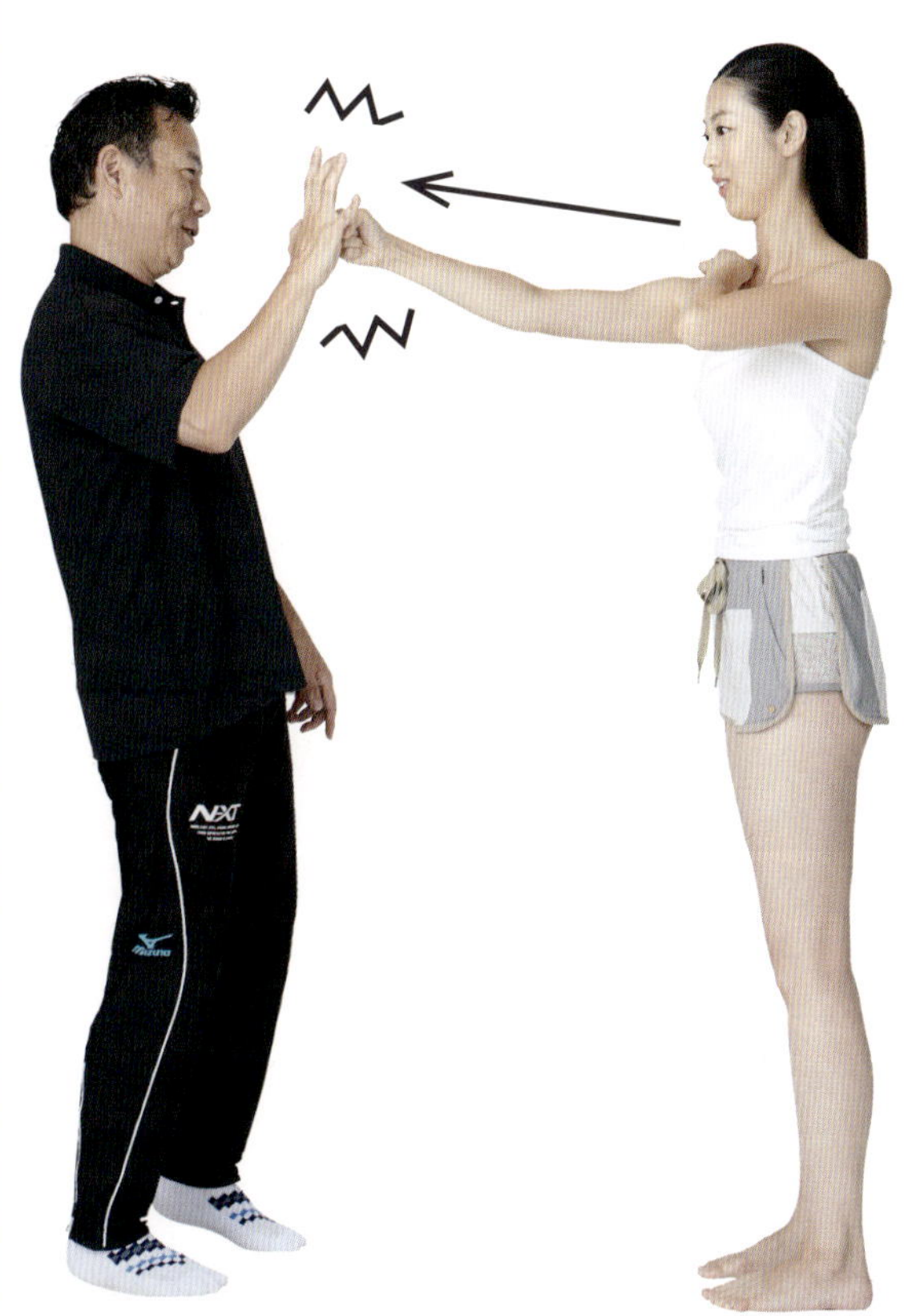

「腰の入った」パンチを生み出すには、腕力に頼らず体幹をいかに使えるかがカギ。鎖骨を押さえることで体幹の骨組みが連動し、非力な女性でも強いパンチが打てるようになります。体をほぐすエクササイズではありませんが、ぜひトライしてください。

手のひらを返すだけで肩の力が抜け、リラックス！

手のひら返し

本文118ページ

①左の写真のように、両手を水平にした状態で、手のひらを上に向ける。
②そのまま両手を下に返す。

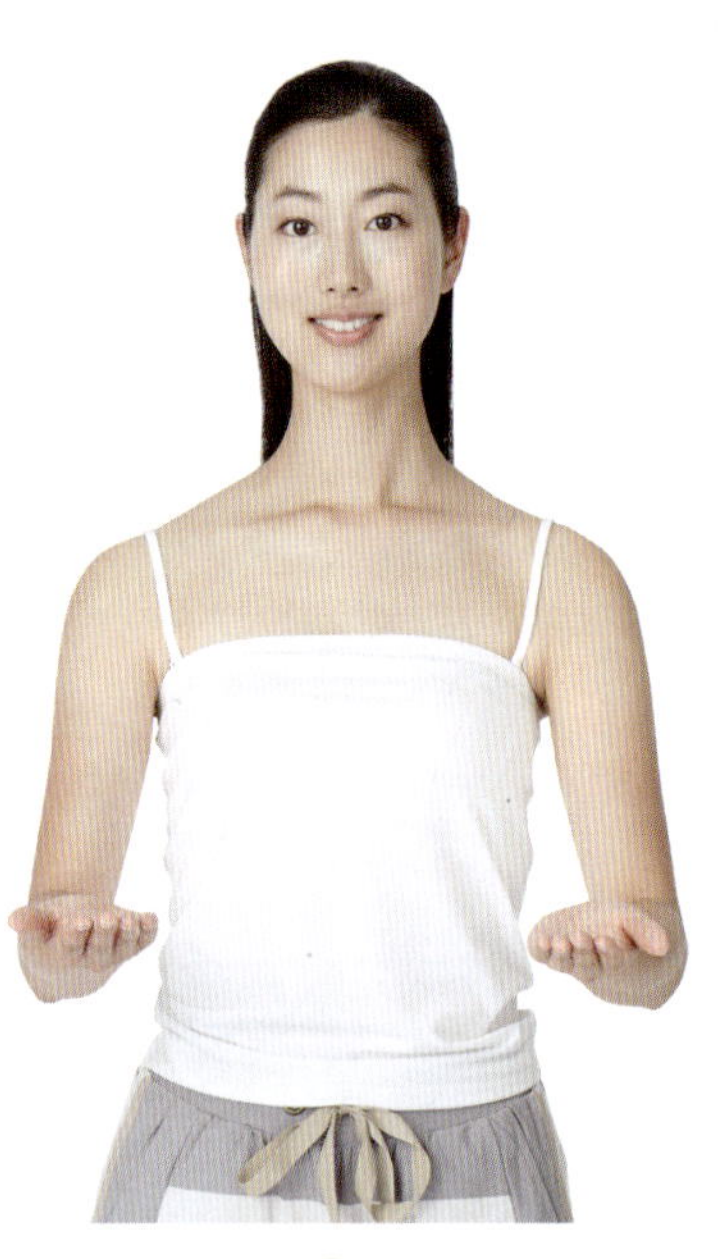

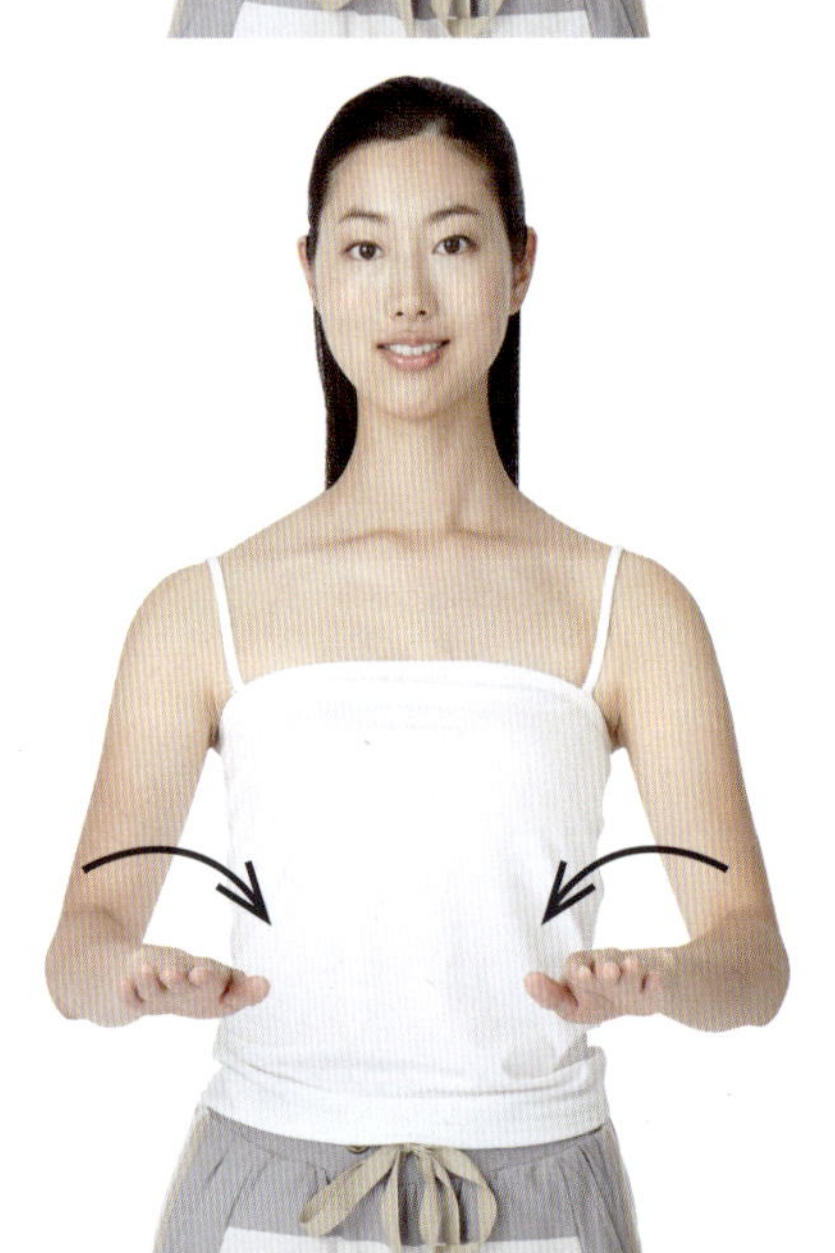

たったこれだけのシンプルな動作で肩の関節がゆるみ、パソコンのキーボードがラクに打てるようになります。デスクワークに疲れたら、こまめにトライ！

足首まわし

☞本文70ページ

①イスに座り、片方の脚をもう片方の太ももの上に乗せる。
②同じ側の手の親指と小指で、太ももに乗せた側のくるぶしの両側を押さえる。
③反対側の手で脚のつま先を押さえ、押さえたくるぶしを起点にして足首をグルグルとまわす。
※7回が目安。左右の脚を替えて反対側も行う。

骨を押さえることで足先と体幹が連動するため、足首のほぐしだけにとどまらない効果が得られます。

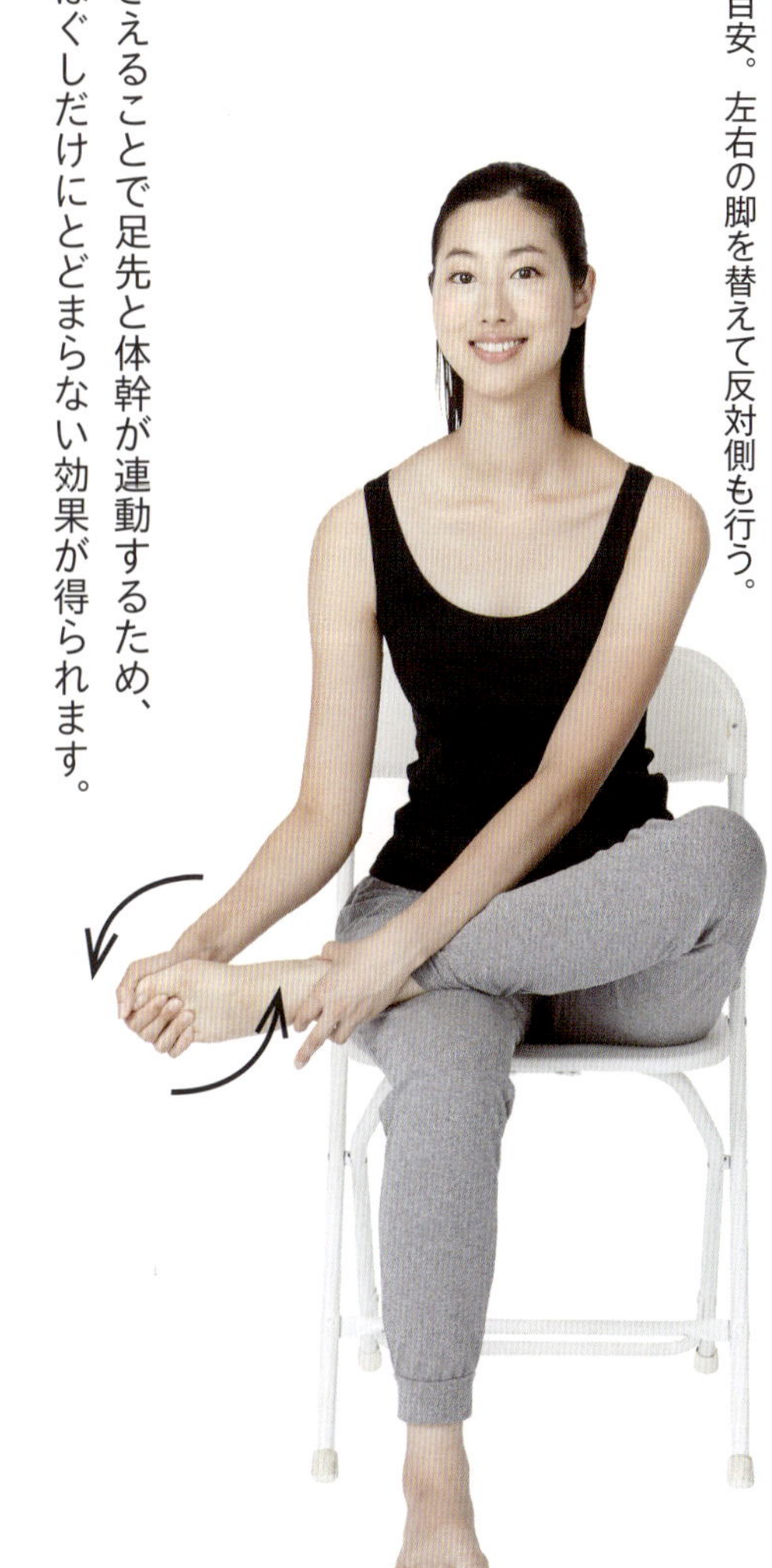

ストレスがたまったら、顔のゆがみを整えよう

本文119ページ

肘蝶形骨まわし

①片方の親指と小指で同じ側の耳の中ほどを軽くつまむ。
②反対側の手の親指と小指で、肘のぐりぐりした部分(上腕骨の先端)を押さえる。
③そのまま肘を上げるようにしてゆっくりと腕をまわす。
※7回が目安。手を替えて反対側も行う。

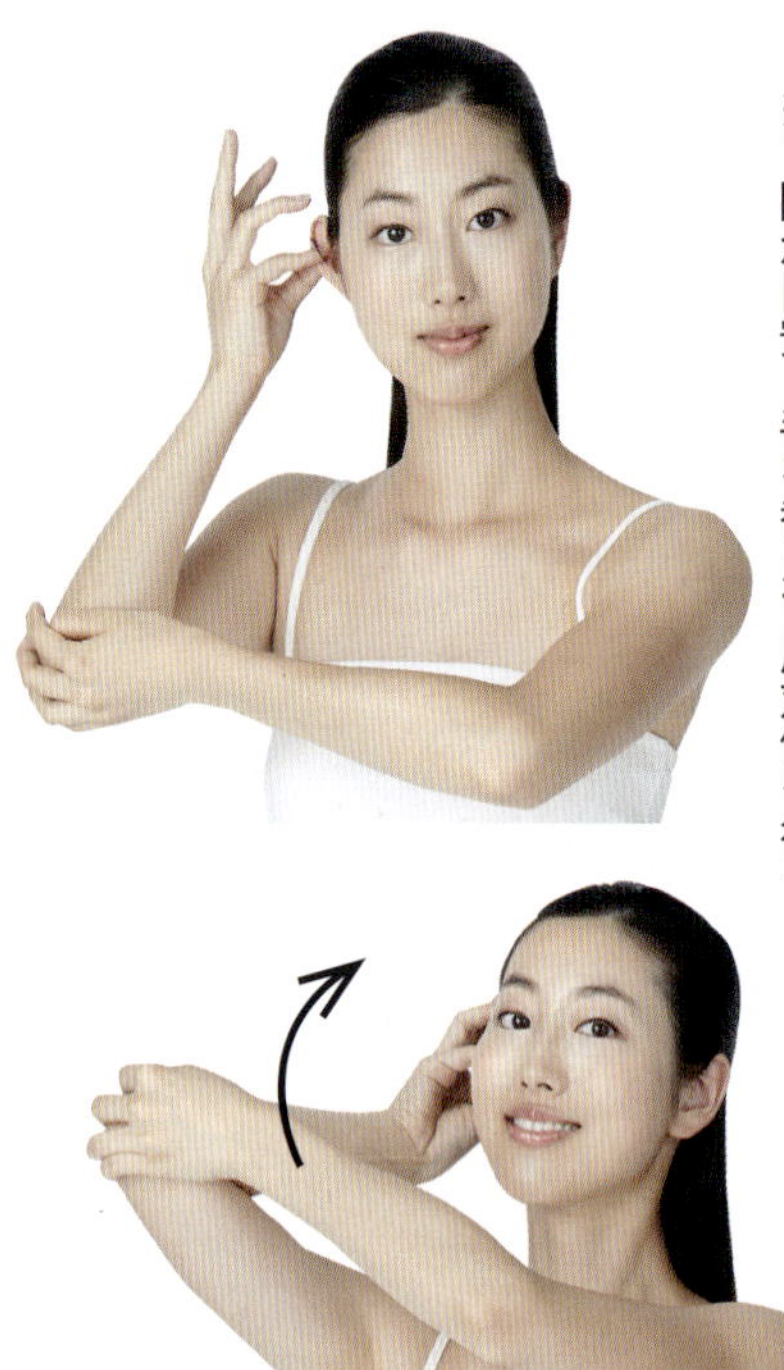

表情のこわばりは、顔の骨が硬化している証拠。
顔の骨のゆがみを整えるカギである蝶形骨を、ラクにほぐすメソッドです。

蝶形骨

コリ・ハリ・痛みが消え、
疲れ知らずの体になる

人生を変える!
骨ストレッチ

松村卓 長沼敬憲
Takashi Matsumura Takanori Naganuma

ダイヤモンド社

はじめに
あなたの人生を「骨ストレッチ」が変えます！

たとえば、「あいつには骨がない」と思ったことはありませんか？

そこには覇気がない、根性がないといった意味が込められていますが、それになぜ骨という言葉が使われるのでしょうか？

いくら筋肉を鍛えても、それだけでは本当の強さは生まれません。無理に背筋を伸ばしたり、筋力トレーニングで体を大きくしたり、そうやって見てくればかりを気にしていると、「体に芯を通す」という大事なことが見失われます。

体に芯を通すということは、理にかなった体の使い方を手に入れるということです。昔の人はそれを「コツ」と呼んできました。

体を使う際にコツ（骨）がよく理解できていないと、その分、余計な負荷がかかり、疲労がどんどんと蓄積されます。体のあちこちにコリや痛みも出てきますから、次第に行動するのが億劫にもなり、気力も萎えてくるでしょう。

そんな「骨抜き」の状態では、ここ一番の場面で力を出すことなどできません。無理に頑張ったところで、それは単なる精神主義、根性論であり、疲労が回復されないまま、ますますやる気が失われるだけです。

こうした悪循環から抜け出すために、何が必要なのでしょうか？

私がすすめているのは、**物事がうまくいっている時、体はどんなふうに使えているのか？という視点を持つ**ということです。

世の中には加齢とともに気力・体力が衰えていく人がいる一方で、老いても元気で、軽やかな身のこなしのできる人もいます。

仕事の場合もそうです。「肩の力が抜けた」という言い方があるように、多忙な中でも慌てふためかず、どこか余裕が感じられる人が、どんな組織にも一人や二人いるはずです。

彼らはどうやってコツをつかんだのでしょう？

無駄な力をそぎ落とし、軽やかな身のこなしができるようになることは、古くから「筋金が入る」と表現されてきました。

この筋金の入った状態こそ、骨が使えている状態にほかなりません。仕事を通じ、日常の立ち居振る舞いを通じ、効率のいい体の使い方（＝コツ）を身につけていくことで、感性が研ぎ澄まされ、筋金が入っていくのです。

本書で紹介する**「骨ストレッチ」**は、陸上の短距離走者としてフィジカルなトレーニングに長年取り組んできた私が、現役引退後、古武術をはじめとする日本の身体文化と出会うことで見出していった独自のメソッドです。

骨に着目していることからもわかるように、一般的なスポーツや体育で学ぶ体の使い方とは発想も方法も大きく異なっていますが、合理的な体の使い方のコツが短期間でつかめるため、近年、体験する人が急速に増えてきました。

といっても、難しいことを要求するわけではありません。

基本的には、**腕などを伸ばす通常のストレッチに「骨を押さえる」という動作が加わるだけなので、とても簡単。**

一日1分だけでもかまいません。

仕事の合間に行うようにしていくと、関節の可動域が無理なく広がり、慢性的なコリ・

ハリ・痛みがやわらぎます。

体がラクに動くようになり、疲れ知らずの体が手に入るようになるため、継続するうちに今まであきらめていたことにチャレンジする気持ちが湧き、心にもゆとりが出てきます。体の可動域が広がることで、人生そのものの可動域も広がっていく……そう、文字通り「人生が変わる！」のです。

本書では、体の使い方がテーマになるため、陸上競技、野球、サッカー、テニス、ゴルフなどスポーツ選手のパフォーマンスを取り上げる場面も多くありますが、それは決して雲の上の人たちの話ではありません。

心地よく体を動かすための原理は、誰にとっても同じであり、うまくいっていない時は、誰もが同じような過ち（あやま）をおかしています。オリンピックで活躍する選手も、ビジネスの最前線で働く人も、家庭を守る主婦も、受験に勤しむ学生も、子どももお年寄りも……つかむべきコツは何も変わりありません。

大事なのは、目の前の結果に一喜一憂せず、うまくいっていないことには必ず理由があるはずだと意識することです。そのうえで、これまで当たり前に思われてきた常識を疑い、どこに本質があるのか、自分の体に問いかけてみましょう。

あなたが知りたい答えは、すべて自分自身の体の中に隠されています。つらいことに懸命に取り組まなくても、私たちはもっとラクに自分の望みを叶え、やりたいことを実現させていく知恵を体の中に宿しているのです。

まずは、目には見えない骨に目を向けていきましょう。

昔の日本人は、「からだ」という言葉に「體」という字を当てていました。「骨が豊か」であることが、生きることの基本といって過言ではないのです。そんなふうに骨を意識したことが、これまであったでしょうか？

筋肉よりも骨を意識するところに、心地よく体を動かし、人生を好転させていく大事なカギがあることを知っていきましょう。

本書の内容が、今の時代の閉塞を打ち破り、「骨のある生き方」を取り戻すきっかけとなることを願っています。

スポーツケア整体研究所代表　松村　卓

人生を変える！　骨ストレッチ／目次

第一章 「頑張らない」「力まない」が心地いい体を実現する

第二章　「骨」を使って、動きの根本を変える！

第三章 体は「固める」よりも「ゆるめ」よう

第四章　頑張らないほうが力が出せる

第五章　骨ストレッチ流・強いメンタルのつくり方

第一章
「頑張らない」「力まない」が心地いい体を実現する

BONE STRETCH

体の使い方を変えれば、動きの質が変わる

体の動きは数字やデータでは表しきれません。

スポーツの世界では結果が重視され、そこで評価が決まってきますが、大事なのは数字には表せない感覚の部分です。まず、数字やデータが確実なものと言えないことについて、走ることを題材に考えていくことにしましょう。

陸上短距離の世界記録は、この１００年で飛躍的に向上しています。

約１００年前、１９１２年の時点では10秒6が１００メートル走の最高記録でしたが、１９６０年代後半に10秒の壁が破られて以降、タイムは徐々に更新され、２００９年にはウサイン・ボルトが９秒58という驚異的な記録を残しています。

この１００年間でのタイム差は、じつに1秒。現役時代の私の最高記録が10秒２ですから、１００年前なら私でも世界記録を狙えることになります。でも、それをもって「現代人の走りのほうが優れている」と言い切るのは少々乱暴な話でしょう。

競技人口が増えていけば、多くの人が競い合うことで確かに記録は伸びていきます。その結果、競技者のポテンシャルが引き出されることもあるでしょうが、走りの質、動きの

質まで凌駕していくかはわかりません。

むしろ、昔に比べて質は落ちてしまっているのではないか？　――長年、多くのスポーツ選手を指導する中で、私はそうした実感を持つにいたっています。

そもそも、数字の変化だけを評価の基準にするのはとても危険なことです。

たとえば、高かった血圧や血糖の数値が下がると私たちはつい安心してしまいますが、体の状態は数字では表せない感覚的なものも含んでいます。日々の体調に関しては、むしろその割合のほうが大きいでしょう。

感覚的なものに目を向けず、数字に一喜一憂する。こうした数字のマジックによって、私たちは大事なものを見落としている――私はそこに、物事がうまく進んでいかない原因があると感じるのです。

数字が絶対の基準にならない点については、長距離の場合も変わりはないでしょう。

フルマラソンで2時間10分の壁が破られたのは、１９６７年。当時の世界記録は2時間9分36秒ですが、その後タイムは更新されていき、約50年後、２０１４年に更新された世界記録は、なんと2時間2分57秒です。

ケニアのデニス・キプルト・キメットがレコードしたものですが、この50年ほどの間に7分近くも記録が縮まったことになります。

天性のバネを持ったアフリカの選手は特別だとしても、50年前の世界記録ならば今の日本のトップ選手でも十分に狙えます。しかし、それをもって「昔よりも走りの質が上がった」とどこまで言えるでしょうか？

数字だけ見ているとずいぶんと進歩しているように感じられますが、その変化はどこまで質が伴ったものなのか？

私がこうした言い方をするのは、数字の上では「飛躍的な進歩」を遂げているはずの日本のスポーツに、ある種の行き詰まりを感じることが多いからです。

少なくとも、今の日本人の長距離ランナーは、最先端をいくアフリカ勢にまったく歯が立ちませんし、その対策も見つかっていないのが現状でしょう。短距離に至っては、記録を狙うどころか、世界大会のファイナルに進出すること自体難しいと思われていることは周知の事実です。

ただ、あきらめてしまうことはありません。

動きの質と言っても、それは決して観念的なものではなく、体の使い方に裏打ちされているものであるからです。

体格面の不利を体の使い方という質の面で補うことで、私たちは眠っているポテンシャルをまだまだ十分に発揮していけます。少なくとも、今以上の結果を出すことは必ずできると、私は確信しているのです。

動きの質を変えるのは〝身体感覚〟

陸上競技は、努力してきた結果が零コンマ単位の記録に集約される、とてもシビアな、言い訳のきかない世界です。

結果次第で評価が天と地ほどに分かれてしまうわけですが、だからといって、「ただ勝てばいい」と心から思っているアスリートはいないはずです。走りの質にも、動きの質にも、一人ひとりこだわりがあるでしょう。

一般的には、自分が行っているトレーニングにどの程度の成果があったか、練習中のタイムはもちろん、体重、体脂肪、体のサイズ、心拍数、肺活量、体温、筋力、ジャンプ力、俊敏性など、さまざまな形で数値化されます。

たとえば、テレビのスポーツ中継などで「○○選手は身体能力に優れている」といった実況がされる場合、こうしたデータが前提になっているはずですが、それが動きの質のすべてと言えないことは、すでに述べてきた通りです。

少しでもスポーツをしたことのある人ならば、体の動きには、数字に表せないコツやカン、微妙なバランス感覚などがあることを実感しているはずです。

私はこの数字にできない感覚的なものを「身体感覚」と呼び、数字に表せる「身体能力」とは分けてとらえるようにしています。

身体感覚……スムーズな動きを実現するコツ、カン（数字に表せない）

身体能力……運動に必要な筋力、ジャンプ力など（数字に表せる）

どちらも大事なものですが、動きの質を高めるための土台になるのは、身体感覚のほうにほかなりません。身体感覚がしっかりと磨かれているからこそ、優れた身体能力を活かすこともできるのです。

日本人特有の身体感覚がある

実際、これまで多くのアスリートを指導した経験をふまえると、両者は次のような関係で成り立っていることが見えてきます。

身体感覚（コツやカン）が落ちると、身体能力も発揮できず、スランプに陥る。
↓
身体感覚を取り戻せば、身体能力も自然と甦ってくる。
↓
身体能力を磨くことで身体感覚が高まるとは限らない。
↓
身体感覚を身につけるには、別の発想・アプローチが必要になる。

身体感覚は言語化しにくいこともあり、一般的には「教わって身につくものではない」と考えられがちですが、その感覚を共有することができれば、データには表せない精妙な動きを形にできます。

たとえば、サッカーの常勝国などは、この感覚をチームとして、あるいは文化として共有することでコンスタントな強さが発揮されます。

体を大きくし、筋力をアップさせるなど身体能力の差を縮めたとしても、容易に追いつけない理由はここにあります。強くなるため、勝つために磨かなくてはならないポイントは、もっと別のところにあるのです。

見落としている人が非常に多いのですが、**能力を発揮するためにまず考えなくてはならないのは、自分自身が生まれ育った歴史であり、風土です。**

たとえば、かつての日本人はイスに坐る習慣がなく、床に胡座（あぐら）を組むのが普通でしたが、この違いだけでも日常の体の使い方は大きく変わってきます。当然、その延長上にある走ったり、相手を投げたりする動きもすべてが違っていたでしょう。

また、気候は温暖湿潤で四季があり、食事は米を主食とし、肉食中心だったわけではありません。そうした歴史の中で、個々の体格はもちろん、感性や感覚も、独自のものが養われていたはずです。

現代に生きる我々はこうした土台を忘れ、生活習慣も気候風土も異なる欧米の文化の真似ばかりしてきたところがあります。

自分たちの体に染みついている感覚、この国の風土の中で培われてきた身体感覚を思い出すことで身体能力も高まり、パフォーマンスがアップする——同じ体を使っている以上、これはスポーツのみならず、どんな日常の動作にも当てはまります。体の使い方が変わることで、「立つ」「歩く」「座る」……といった動きも、より合理的で心地のよい方向へと変わっていくはずなのです。

頑張るよりも「心地いい」が手応えとなる

身体感覚が見失われてしまった世界では、能力を測る際に数字やデータを基準にする割合がどうしても増えてしまいます。

感覚的なものは曖昧だと遠ざけられ、体の声は無視され、実感とはかけ離れた「達成感」ばかりが追い求められるようになります。

たとえば、ベンチプレスやスクワットが何回できたか？　ウェイト・トレーニングでどのくらい胸板が厚くなったか？　腕は太くなったか？

こうしたトレーニングが無意味だと言っているわけではありません。ただ、「何回やった」「何日続けた」「何キロを持ち上げた」ということに達成感をおぼえている自分がいたとしたら、少し立ち止まって、「そのトレーニングが実際のプレーにどこまでつながっているか」をよく考えてみてください。

厳しいトレーニングでパワーアップでき、見た目がたくましくなったとしても、大事なのはあくまでも実動作です。鍛えること自体がゴールでないにもかかわらず、数字が変化したことでどこか安心してはいませんか？

あるいは、「アメリカの最新の理論に基づいている」「有名なスポーツ選手が実践している」といった理由で特定のトレーニング法を取り入れている人もいますが、いくら周囲の評価が高かろうが、エビデンス（科学的根拠）がしっかりしていようが、それは借り物の理論、他人の考え出した方法にすぎません。

ダイエットだって同じでしょう。ひたすら数字の変化を追いかけ、一喜一憂し、目標とする体重、サイズなどを目指していく。でも、数字以上に大切なものがあることに気づけないと、すぐにリバウンドしてしまうはずです。

数字以上に大切なもの。それは、やっていて楽しい、心地いい、という感覚です。ワクワク感と呼んでもいいかもしれません。

そうした感覚は数字には現れませんが、それがなければ、どんな方法であっても手応えは得られず、モチベーションも湧きません。

むしろ、頑張るほどに「このままでいいのか？」という不安や焦りが生まれ、それを打ち消すために練習に打ち込む——こんなトレーニングを繰り返したところで、自信はいつまで経っても身についてこないでしょう。

身体能力の追求がケガを生む

コツがつかめ、ラクに動けた時の状況を思い浮かべるとわかりますが、本来、体を動かすのはとても楽しいことであるはずです。

子どもの頃は学校のグランドを自由に駆け回っていたはずなのに、スポーツに打ち込むうちに体を動かすことが苦痛になり、結果を出すことへのプレッシャーや不安にさいなまれることが少なくありません。

陸上短距離のスプリンターだった頃の私も、頑張って続けていけばいくほど、こうした負のスパイラルにはまり込んでいました。

不安を押し殺し、負けたくない一心でハードなトレーニングに取り組み、何とか結果を出そうとするのですが、焦るほどに理想とする動きから遠ざかり、思うような走りができなくなっていく……。

結果を出すことにとらわれるあまり、楽しさを見失ってしまっていたとしたら、いったい何のための努力でしょうか？　陸上の世界で「なぜうまくいかないんだ」と自分を責めてばかりいた頃の私の姿が、そこにオーバーラップしてきます。

「プロはケガをして当たり前」――スポーツの世界では、こう言われることも珍しくありませんが、本当でしょうか？

身体能力ばかり追求していると、それを背後で支えている身体感覚の世界が見えなくなり、スポーツを楽しむ余裕は失われていきます。結果として、プレッシャー→過緊張→ケガ、という悪循環に苦しめられてしまうことになるのです。

イチローは身体感覚の達人

プロはケガをして当たり前――これは、いくら気をつけてもケガは避けられない、いまのスポーツ選手の現実を言い表した言葉かもしれません。

「ケガを乗り越えることで強くなる」と言う人もいますが、実際にはそこから脱け出せず、行き詰まってしまうことのほうが多いのが現実でしょう。

私自身も現役時代に幾度となくケガに悩まされてきましたが、その一方で「無事これ名馬」を体現するような選手もいます。

たとえば、40代になった今もなおメジャーで活躍を続けるイチロー選手は、この20年間、大きなケガをした経験がほとんどありません。体型も、プロ入りした当時とそう大きく変わってはいないでしょう。

メジャーリーグの公式サイトに記載されている身長180・3センチ、体重79・4キロというサイズは、プロ野球選手の中では大柄と言えませんが、それがハンディになっているようには見えません。それどころか、メジャーで3000本安打を記録するなど、数字のうえでも圧倒的な結果を残しています。

ウェイト・トレーニングのような一般によく行われているトレーニング法について、彼はどう評価しているのでしょうか？　2016年3月15～16日に放送されたテレビ番組「報道ステーション」のインタビューで、聞き手の元プロ野球選手の稲葉篤紀氏と次のような興味深いやりとりをしています（傍点は筆者）。

――トレーニングで体を大きくして、それを活かすのが流行っているが？

「いやいや全然ダメでしょ。自分の持って生まれたバランスを崩したらダメですよ」

そう、開口一番、ウェイト・トレーニングに対し否定的な発言をしているのです。

面白いと感じたのは、このあとのコメントです。

「トラとかライオンはウェイト・トレーニングをしない。筋肉が大きくなっても、支えている関節とか腱は鍛えられない。だから、重さに耐えられなくて壊れちゃう。当たり前のことなんです」

私もこれまでの著書でまったく同じことを説いてきたので、我が意を得たりと感じ、思わず笑みが浮かんでしまいました。

こうしたコメントに接すると、彼が意識してきたのはまさに身体感覚であることが見えてきます。身体感覚を磨き、その結果として身体能力がキープできたことが、大きなケガをせず、日米をまたいで活躍を続けてきたカギと言えるのです。

筋力アップには全身のバランスを崩すリスクがある

イチロー選手のコメントを取り上げたのは、プロの世界に入ることで身体感覚が見失われてしまうケースが目につくからです。

たとえば、なかなか低迷から脱け出せない日本ハムの斎藤佑樹投手にしても、私が見る限り、「ハンカチ王子」と呼ばれ、甲子園大会で大活躍した高校球児の頃が一番素晴らしいピッチングをしていました。

彼の持ち味は筋力に頼らず、体幹を上手に使ってしなやかに投げられていた点にあります。マウンドの傾斜に体重をうまく乗せ、あまり脚を踏ん張らず、伸びのある球をコンスタントに投げていたのです。

その後、早稲田大学に進学し、六大学野球で活躍していた時期も、そのピッチングは十分キープできていたと思いますが、プロに入り、残念ながらそのセンスが見失われていったように感じられます。

最近の映像を見ると上半身がビルドアップされていましたから、彼も熱心にウェイト・トレーニングに取り組んだのかもしれません。

ウェイト・トレーニングのすべてが悪いわけではありませんが、イチロー選手も指摘するように、**筋力をつけることが即、動ける体につながるとは限りません。**むしろ、太くなった腕力や脚力に頼ってしまうことで、斎藤投手の持ち味だった体幹部の活用がおろそかになってしまった可能性があります。

大事なのは体の末端（手足）と体幹（胴体）を連動させ、全身を有機的に動かしていくところにあるわけですが、これはただ筋力アップするだけで得られるものではありません。部分的な筋力アップによって、かえって体全体のバランスが崩れてしまうことで、全身を使ったダイナミックな投球がしにくくなり、ケガの原因にもなります。
身長176センチ・体重76キロと、彼もプロとしては小柄ですから、肉体改造の必要を感じたのかもしれませんが、いったい何が問題だったのでしょうか？

ここに至るまでさまざまな試行錯誤があったのだと思いますが、私が問いたいのは、「パワーアップしなければプロで通用できない」とどこまで言い切れるのか、ということです。それよりももっと大事にしなければならない持ち味、つまり、優れた身体感覚を彼は明らかに持っていたのですから……。

骨を意識すると、効率よく力が出せる

イチロー選手の場合、プロ入り直後にバッティング・フォームを否定され、改造を強いられたのを、自らの意思で断ったとされています。それはなぜか？　自分自身が培ってきた身体感覚を大事にしたかったからでしょう。

スポーツの世界に限らず、身体感覚を大事にしている人は周囲に迎合せず、柔和に見えたとしても意外なほどに頑固です。自分が何を大事にしなければならないのか感覚的にわかっているがゆえに、頑なになるのでしょう。

繰り返しますが、ウェイト・トレーニングが悪いと言っているわけではありません。ただ、体の動きをよくしようと筋肉をつけることで、本書で重視している**骨身にまかせた動き**はかえって妨げられてしまいます。

目には見えない体の骨組みは、身体感覚を支える大事なポイントです。

わかりやすく言えば、**骨が意識できるようになればなるほど、筋肉に頼らなくても効果的に力が出せるようになり、その分、力ずくの動きでなくなります。**日本の武術でいう「柔(じゅう)よく剛(ごう)を制す」が可能になってくるのです。

たとえば、私の指導を受けたことのある元プロ野球のピッチャーは、ある球団に在籍していた時に「タメをつくらないと速球が投げられない」と指導され、下半身強化のためにウェイト・トレーニングに励みました。

しかし、彼も体のバランスを崩し、思うような結果を残せないまま、最終的には自由契約になってしまいました。

いわゆるリストラです。それでも再起したいということで、私のもとを訪れたわけですが、彼の体を観ていくと、体のあちこちが硬化し、ウェイト・トレーニングによって自らの持ち味が失われてしまった典型のような状態であるのがわかりました。

ピッチャーが肘や肩を故障するのは、このようによかれと思って始めたトレーニングが仇(あだ)になっていることが多いのです。

頑張らない、踏ん張らないほうが力が出る理由

問題となるのは、力を出すために踏ん張ろうとする点です。

これはピッチングの場合に限りません。走る時にも、親指や母指球（親指のつけ根の盛り上がった部分）に力を入れて、地面を蹴るようにして前に進むことが指導されます。相撲やレスリングでも、組んだら倒されないように必死になって踏ん張ろうとすることが求められることが多いでしょう。

驚く人も多いかもしれませんが、実際には踏ん張らないほうが力を出すことができ、体にも過度な負担はかかりません。

頑張って成し遂げることよりも、頑張らなくてもできるコツをつかむほうが、目の前の閉塞から抜け出しやすくなるのです。

体の動きに当てはめた場合、それが骨身にまかせた動きの第一歩です。踏ん張らないほうが全身の緊張がほどけ、無駄な力を使わずに動作ができるのです。

コツをつかむのは難しいことではありません。その点を実感するため、骨ストレッチの

講習会で指導している「ダブルTの立ち方」（35ページ）を紹介しましょう。

まず両脚を肩幅に開き、それぞれの脚の中指を通る縦のラインと、くるぶしの両側を結ぶ横のラインの交点を意識して立つようにしてください。

35ページに示したように、2枚のA4サイズの紙にそれぞれTの字を逆にして並べ、左右のくるぶしの2点と中指をTのラインの上に置いて立つとわかりやすいでしょう。

このTの縦横のラインがつながる交点が、体の重さが最もストレートに地面にかかる「重心点」であると考えてください。

といっても、あまり厳密に考える必要はありません。

紙がなければイメージでもかまわないので、ダブルT＝重心点を意識して立ったあと、パートナーに横から押してもらってください。

無理に踏ん張ろうとしなくても体が安定し、まさに暖簾に腕押し状態。女性やお年寄りでも容易に倒されなくなるため、驚く人も多いでしょう。

踏ん張ることなく立てているほうがラクであり、しかも、どっしりと安定していて押されても崩れない——一見、矛盾しているようですが、この2つの要素を併せ持った状態こそが、私の考える「自然体」です。

立ち居振る舞いという言葉があるように、こうした自然体の立ち方は、すべての動作の基本になります。**ちゃんと立つことが、歩くこと、座ること、走ること……日常のさまざまな動作を心地よいものに変えていく第一歩です。**

ランナーだから走ればいいわけではなく、まずは立つことが求められるのです。

そのため、いい立ち方ができなければ、ただ歩くだけ、走るだけで体に負荷がかかってしまい、思うようなパフォーマンスができません。

練習よりも、日常を過ごす時間のほうがはるかに長いはずです。シビアな言い方をすれば、自然体の立ち方を身につけることで体力のロスを防ぎ、プロとして通用する動きが可能になってくるのです。

力を抜いて骨にまかせると、力まずに動ける

ダブルTの立ち方を行うと、踏ん張ろうとしないほうが安定できるため、混乱してしまう人が少なくありません。これまでの常識にとらわれている人ほどその度合いが強く、一種のカルチャーショックを受けるようです。

大事なのは、これまでの立ち方と比較し、体の反応を確かめてみることです。

比較すれば違いがわかり、実際に心地よさを体感することで、頑固で保守的な脳も次第

ダブルTの立ち方

①肩幅に脚を開いて立つ。
②くるぶしの両側と中指の交点（＝重心点）を意識する。

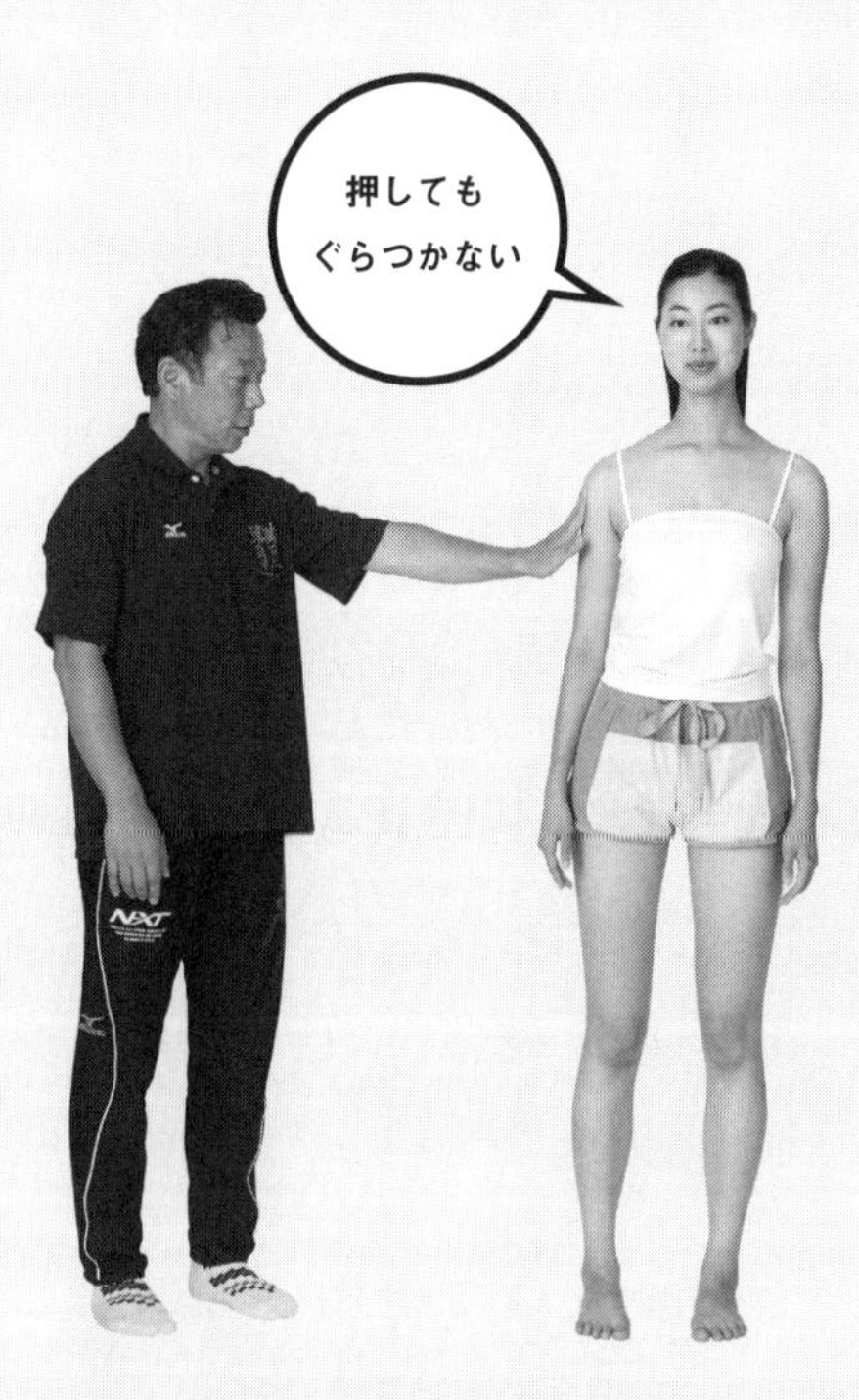

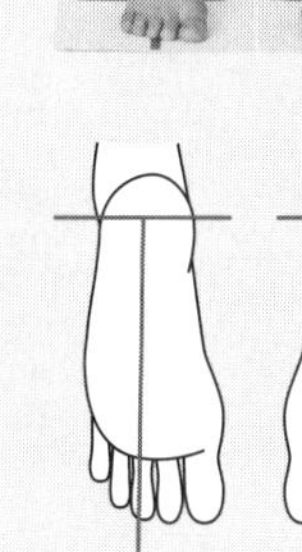

足裏の重心点を意識するだけで姿勢が安定し、横から押されてもぐらつかなくなります。Tの字を書いたA4サイズの紙を2枚用意し、そのうえに両脚を乗せると感覚がつかみやすいでしょう。ダブルTの立ち方を覚えれば、満員電車も怖くない!?

に現実を受け入れるようになります。

それが、体の声を聞く第一歩になるのです。

前述の投手にも試しに踏ん張って立ってもらいましたが、私が横から手で押しただけで簡単に体がグラついてしまいました。

日頃からしっかりトレーニングし、一般人以上に体格がいい人であっても、踏ん張ろうとして下半身に力を入れると、それだけで不安定になります。ふだん立っている状態のほうがかえって安定しているくらいでしょう。

「体の重さが全然利用できていないね」

私の言葉にキョトンとしている彼に「ダブルTの立ち方」を指導すると、今度は横から押しても全然ぐらつきません。暖簾に腕押しの言葉通り、相手の押す力を体が吸収し、ずっとラクに立っていられるのです。

私が「骨身にまかせる」と呼んでいるのは、まさにこの状態。重心点のポイントさえ合わせれば、立つために必要な最低限の筋肉以外は休むことができるため、横から押されても倒れない体幹の強さをキープしながら、心身はとてもリラックスした、安定した状態でいられるのです。

スポーツの世界では、無駄な力を抜く「脱力」が大事だと言われていますが、それは力をすべて抜いてしまうことではありません。

そもそも、すべての力を抜いてしまったら、立つことも、座ることもままならなくなります。そうではなく、**あくまでも無駄な力を抜いていく。そうやって骨身にまかせることで、力まずに動作ができるのです。**

「これまでやってきたことは何だったのか……」

過去に経験したことのない感覚を手に入れた彼は、ほんの数分間で自分の物の考え方が変わるくらいのショックを受け、呆然とした表情を浮かべていました。

ダブルTの立ち方は秘技でも何でもなく、その場でやってみれば、私の指導を受けなくてもすぐに体感できます。受け止める側に柔軟な感覚さえあれば、無理に厳しい修行を経なくても動作の本質はつかみとれるのです。

「ダブルT」を意識すると、ラクに歩ける

こうした効果をさらに実感するため、ダブルTの立ち方をしたまま、向き合った相手と腕相撲をしてみてください（39ページ）。

通常の腕相撲の場合、相手のほうに力があれば容易に動かすことはできませんが、ダブ

ルTの立ち方に切り替えると、細身の女性でも男性をぐらつかせてしまうため、私の講習会ではあちこちで驚きの声があがります。

しかも、ダブルTのポイントを覚えておけば、家に帰っても再現できますから、繰り返し練習することでこの感覚が体にインプットされていきます。そのうちダブルTを意識しなくても、自然体でいられるようになっていくでしょう。

大事なのは、こうした動作を通じて、力を使わないでも相手が動かせることを感覚的に理解することです。このコツがつかめてくると、日常の中でもむやみに力まず、物事に柔軟に対処できるようになっていきます。

もちろん、ダブルTはウォーキングにも活用ができます。

こちらのやり方もとても簡単です。ダブルTの立ち方ができるようになったら、そのまま前に踏み出してみてください。41ページのように縦のラインにあたる中指を意識して歩くようにすると、スーッとラクに進んでいけるはずです。

中指のラインがうまく意識できないという人は、両足の中指を手の指で2~3回、強く押してから歩くのもおすすめです。

陸上競技の世界では「親指や母指球で地面を蹴って前に進む」ことがすすめられていると述べましたが、こうした地面を蹴った走りを続けている限り、速く走ろうとするほど親

「ダブルT」で腕相撲

①ダブルTの立ち方（35ページ）をつくり、パートナーと向き合う。
②立った状態で相手と腕相撲を行ってみる。

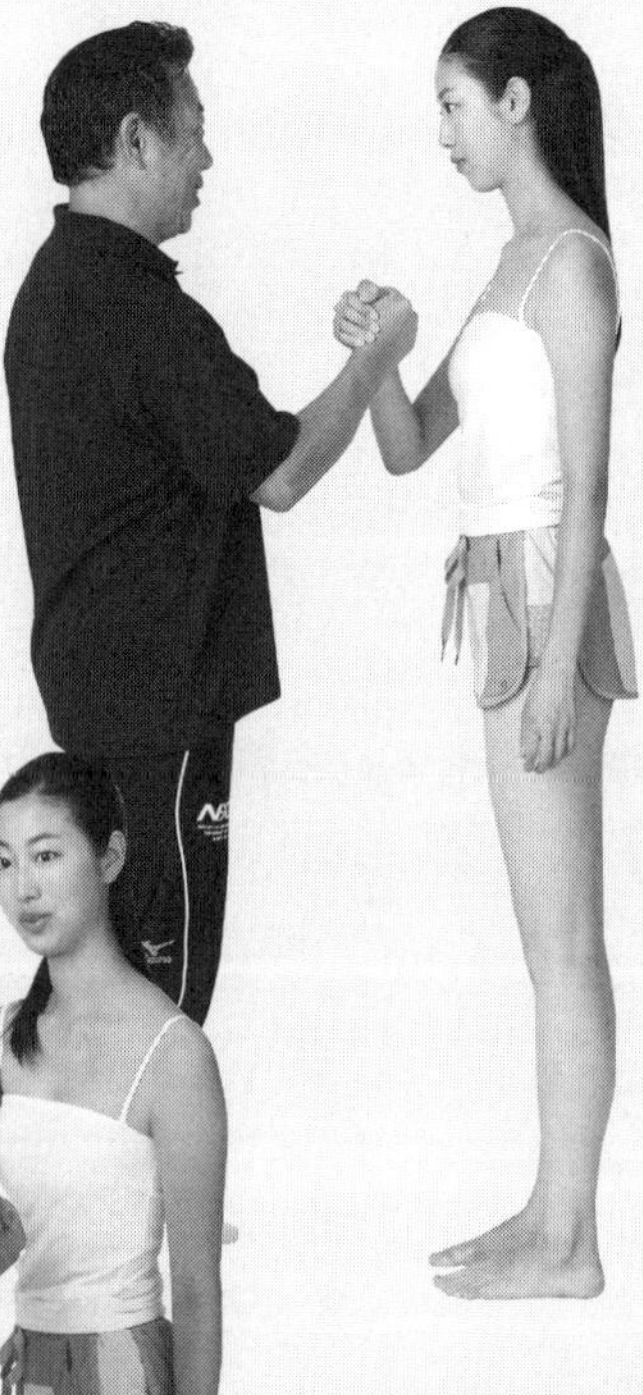

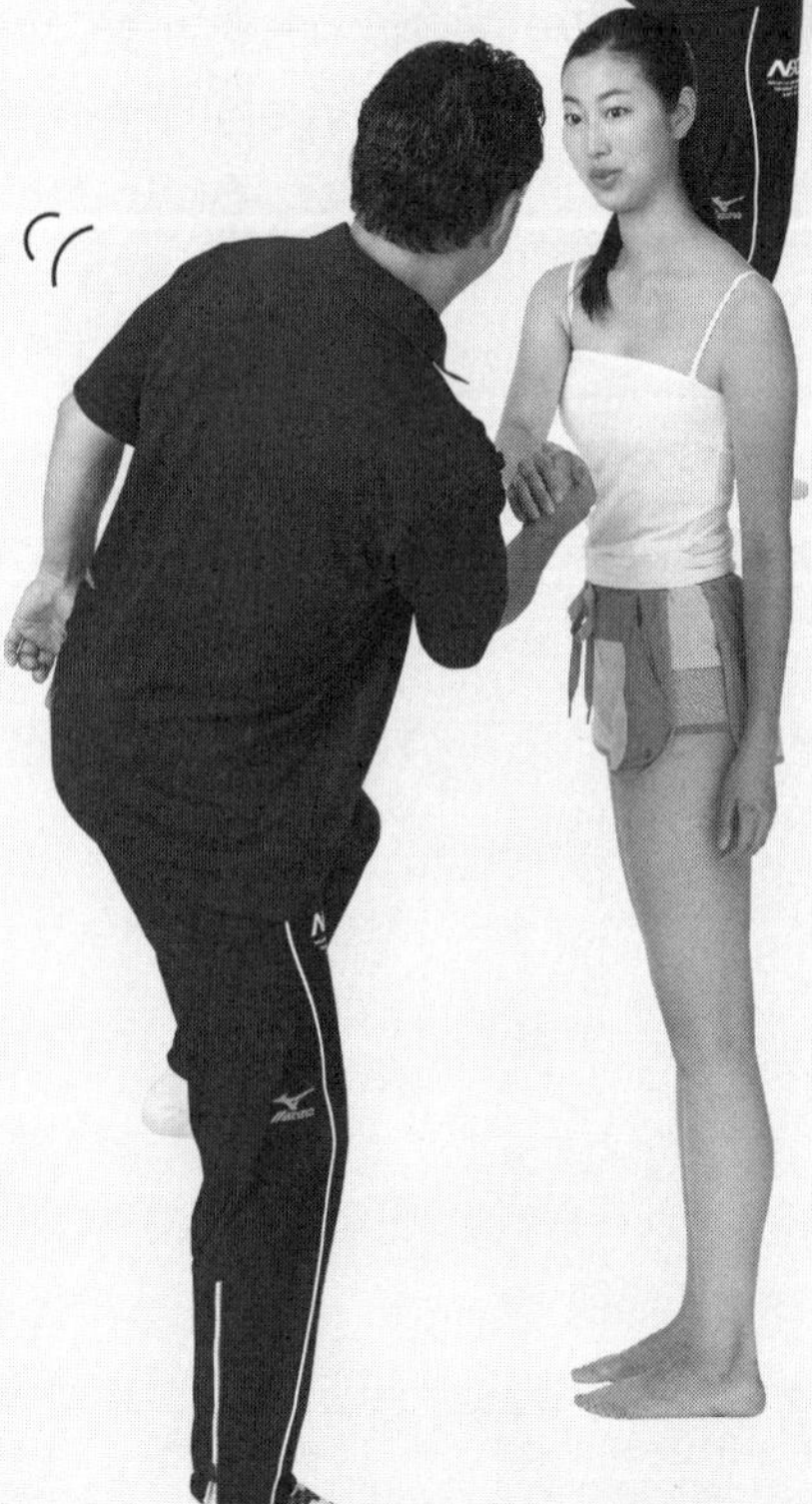

立ち方が安定するだけで、大柄な相手と腕相撲をしても、楽に負かせるようになります。こうしたダブルTの立ち方は走り方、座り方の基本でもあり、ゴルフのスイングなどにも役立てられます。

指や母指球に負荷がかかります。

なぜなら、**親指にはブレーキをかける役割がある**からです。

たとえば、車の運転でブレーキを踏む際は足の親指に力が入るはずです。手の指も同様で、箸を持つ時、親指に力を入れると箸の動きが止まってしまうため、ただ添えるようにしているでしょう。

あるいは、昔の人は草鞋や下駄を履いていましたが、どちらも鼻緒に親指と中指を挟むようになっているはずです。この形だと親指の動きが抑制されるため、自然と中指のラインに力が通るようになっています。

こうした点をふまえれば、親指で地面を蹴るようにして走ることは、走りながらブレーキをかけ続ける、つまり、体に負荷をかけ「ケガしてください」と言わんばかりの行為なのだとわかるのではないでしょうか?

両手で足の中指を押すと、ラクに走れる

中指のラインを意識して歩くと、親指の踏ん張りがきかない分、自然に前傾姿勢になりながら前に進んでいくことになります。前傾姿勢になれば体幹の重さを存分に活かせます

ダブルTウォーキング

①「ダブルT」の立ち方（35ページ）をつくる。
②中指のラインを意識しながら、前に進んでいく。

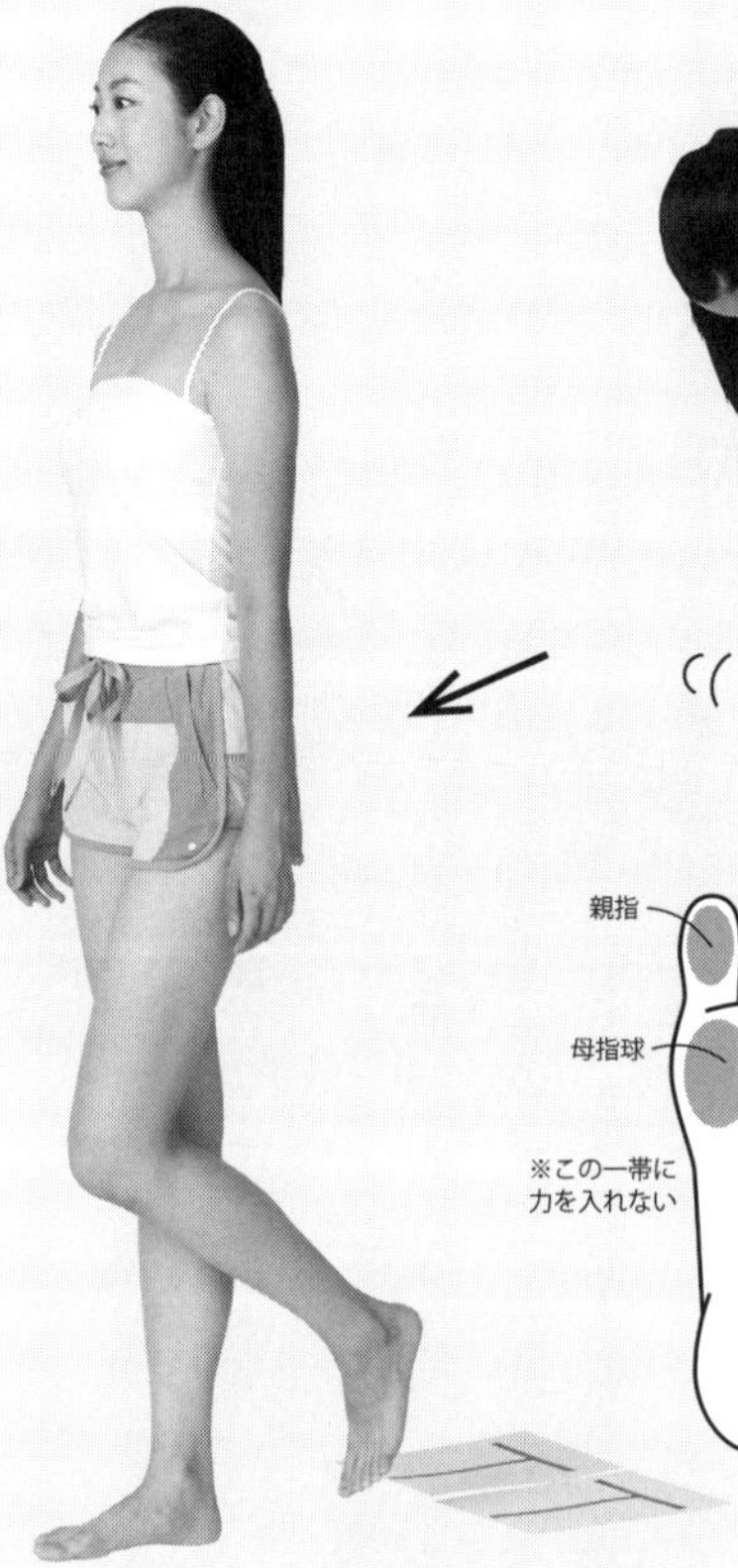

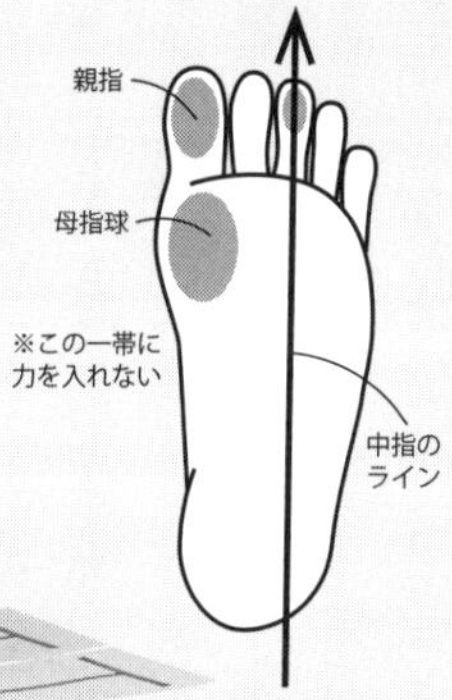

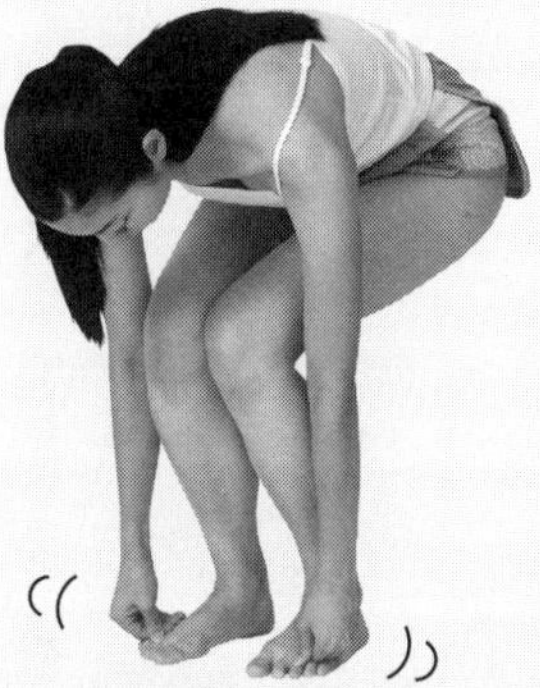

親指
母指球
※この一帯に力を入れない
中指のライン

大事なのは、中指のラインを意識すること。歩く前に中指を手の指で強く押すと、コツがつかみやすくなります。

通常、親指や母指球の一帯を意識し、地面を蹴るように歩く（走る）ことがすすめられますが、これではブレーキをかけながらアクセルを踏むようなもの。腰や膝の負担が増し、ケガの原因につながります。

から、体に負荷をかけずにラクに歩けます。

要するに、通常のウォーキングでは体の重さがほとんど活かせていない。いや、活かせていないどころか、踏ん張って歩くことで、逆に両脚で重たい体を運んでいるような不効率な動きをしているのです。

ランニングの場合も、両手で足の中指を押してから、ゆっくりと走ってみてください。体が自然と前に出ていくのが感じられませんか？

前傾姿勢をより実感するには、43ページのように胸が糸で引っ張られている状態をイメージするのもいいでしょう。見えない糸に引っ張られるようにして走り出すと、ご覧のように体幹主導で前に進んでいくことができます。

体幹主導ということは、脚よりも先に体幹が前に出るということです。

前傾姿勢になるため、そのまま放っておけば体が倒れてしまいますから、片方の脚が本能的に前に出て体を支えることになり、その結果、前に進んでいく。それでまた、前傾姿勢で倒れそうになったところでもう片方の脚が前に出て、体を支える。その結果、また前に進んでいく……この繰り返しです。

実際に試してみると、このほうがずっとラクに走れます。

短距離でも長距離でも、基本は変わりません。**踏ん張ることをやめ、体の重さを利用し**

骨ストレッチ流・体幹ランニング

①「ダブルT」の立ち方（35ページ）をつくる。
②胸が糸で引っ張られている状態をイメージする。
③中指のライン（41ページ）を意識しながら、走りはじめる。

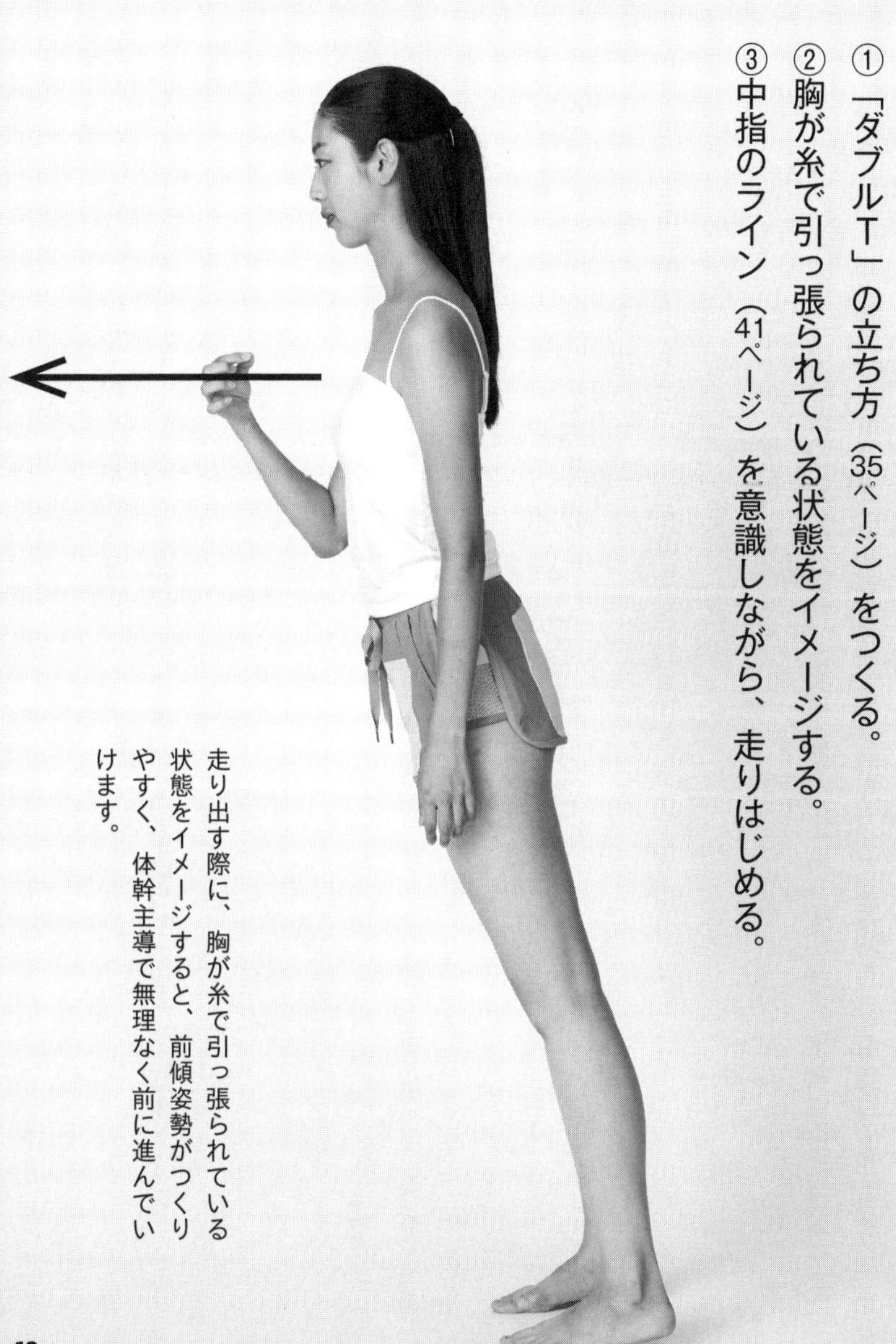

走り出す際に、胸が糸で引っ張られている状態をイメージすると、前傾姿勢がつくりやすく、体幹主導で無理なく前に進んでいけます。

たほうが、速く、心地よく走れるのです。

頑張ることをやめたほうが心地よく動け、いい結果があとからついてくるとイメージしてもいいでしょう。

ウェイト・トレーニングをすれば大胸筋もパンプアップされ、胸板が厚い、見るからにたくましい体に変化し、確かにパワーアップは図れます。しかし、腕や脚を懸命に動かし、体幹を運ぼうとする走り方をしている限り、パンプアップした肉体はただの「重い荷物」にしかならないはずです。それでは効率のよい走り（動き）など、とてもできないことをまずは知るべきでしょう。

達成感よりも大事なのは「心地よさ」

骨ストレッチの講座では、こうした走りに特化したカリキュラム（骨ストレッチ・ランニング教室）も組んでいますが、走るのが苦手な人でも短時間で基本がマスターでき、体が勝手に前に動き出すようになります。

走るほどに心地よくなるため、会場のあちこちで歓声が上がります。参加者の中には、走ることの楽しさに目覚め、コツコツ距離を伸ばすことで、フルマラソンを完走するようになった人もいるほどです。

最初のうちは、ものの10分走っただけで息が切れ、足が痛くなっていたのが、痛みや筋肉痛に悩まされることが減り、楽しみながら走れるようになっていきます。そうなれば、ランニングが生活の一部になるでしょう。

「走ることは体にいいか」ということが議論されることもありますが、問わなければならないのは「心地よく走れているかどうか」です。

体が感じているものこそが、私たちが信頼するべき、唯一の拠り（よ）どころです。

ウェイト・トレーニングや筋力トレーニングにも言えますが、達成感に重きを置く限り、体の声に耳を傾けることは難しくなります。

これに対し、骨ストレッチに出会った人たちは、体をラクに動かす術を覚えることで、これまでになかった解放感を味わいます。己に勝つために体が嫌がっていることにトライし乗り越えようとしていた、これまでの価値観が崩れていくのです。

かく言う私も、現役時代は太ももをしっかり上げ、腕もしっかり振る、地面を思いきり蹴る——スプリンターの模範のような走りを追求していましたから、こうした走り方がいかに「常識外れ」であるかよくわかります。

しかし、それは現代スポーツの考え方を基準にした常識にすぎないかもしれず、昔の人がどう感じていたかはわかりません。

パフォーマンスを上げるコツは、ラクな体の使い方

たとえば、江戸時代の風俗画などを見ると、今のランニングとはフォームの異なる、前傾姿勢で倒れ込むように走っている姿が描かれているでしょう。

残されている記録によると、飛脚の中には一日に200キロ余りの距離を走破し、手紙や荷物を届けていた強者もいたといいます。一般庶民が歩く距離にしても、現代人とは比較にならなかったはずです。

当時の人たちは、現代人のように体を鍛えるために歩いたり、達成感を求めるために走ったりしていたわけではありません。

ちょっと体を動かしただけでヘトヘトになっていたら、生活そのものが成り立たなくなりますから、井戸での水汲み、薪割り、雑巾掛け、鍬を使った農作業……どれも無駄のない合理的な体の使い方を心がけていたでしょう。

かつては陸上競技一筋、現代体育の発想に染まりきっていた私ですが、現役引退後、日本の古武術などを学んでいくことで、本当の意味で合理的で効率のいい体の動かし方を追

求していく感覚が身についていきました。

そこで求められていたのが、腕力などに頼らない、ラクな体の使い方です。**ラクに動けるからこそ、強さが発揮できる。努力しないですむほうが、苦労を強いられないほうが、パフォーマンスは上がる**——そうした発想そのものが、私にとっては人生観が覆るくらい衝撃的なことでした。

それが事実であるとしたら、その感覚を日常にどう取り入れていくか？　個々の競技のルールの中にいかに当てはめるか？

もちろん、昔の日本人の身体感覚が優れているといっても、当時の映像があるわけでもなく、科学的な裏付けが確認できるものではありません。

ただ、体の使い方をほんの少し変えることで動きがスムーズになり、多くの人がその効果を実感できるのであれば、それ自体が仮説の実証になります。

体幹は「固める」より「ゆるめる」

たとえば、体の重さを利用することの重要性について述べてきましたが、これはランニングに限った話ではありません。

前述した野球のピッチングにしても、あるいはボクシングのパンチにしても、こうした重さを活かさなければ効果的な動きはできないからです。

ここでも、簡単なテストを行ってみましょう。

まず、パートナーの出した手のひらに向かって思い切りパンチを打ってみてください。格闘技を経験したことがなければ、いわゆるへっぴり腰になってしまい、きっと当たりの弱いパンチしか打てないと思います。

次に、利き腕側の鎖骨を反対側の手の親指と小指で挟むようにして押さえた状態で同じようにパンチを打ってみてください（口絵⑬ページ「鎖骨パンチ」を参照）。たったこれだけで、腕力のない女性でも驚くほどに重く、伸びのあるパンチが打てるはずです。

こうしたわずかな工夫でパンチ力が一変するのは、鎖骨が胸骨と上腕骨をつなげる要の場所に位置しているからです。ここを起点にすることで、腕力だけに頼った「手打ち」から、体幹と腕が連動した重いパンチに変化するのです。

いわゆる「腰の入った」パンチが打てるボクサーは、トレーニングをする中で鎖骨を使うことに長けていったのでしょう。

腰が入るといっても腰だけを使っているわけではなく、**骨を介して体の動きのすべてがつながっています。そのつながりの要の部分に鎖骨が位置しているため、ここを押さえる**

だけでパンチが一変するのです。

この数年、スポーツの現場で体幹トレーニングの重要性が語られるようになりましたが、体幹をただ鍛えただけでパフォーマンスがアップするわけではありません。

それどころか、一般的に知られている体幹トレーニングのメニューではかえって体を固めてしまい、可動域が狭められる恐れがあります。

これは腹筋運動をしたり、腕立て伏せをしたりする場合も同様です。

こうした反復動作によって筋力アップを図ると、確かに見た目はたくましくなりますが、体の連動性が断ち切られ、体幹を思うように活用できなくなります。その結果、腕力だけに頼った無理の多い動きにつながりやすくなります。

こうしたリスクを回避するには、体幹を固めるのではなく、ゆるめていく必要があり、ここにも骨の使い方が深く関わっています。

鎖骨はその1つですが、ほかに重要なのは肩甲骨、肋骨、骨盤などです。詳しくは次章で述べますが、体の重さを利用するためにはこれらの骨を連動させ、体幹全体をしなやかに動かす必要があるのです。

マッサージで疲れが抜けない、痛みがとれない人には

私たちは日頃の運動不足やストレス、間違った体の使い方などによって、体幹を過度に緊張させ、コチコチに固めてしまっています。

試しに、拳のギザギザした部分で肋骨の一帯をグリグリと強めにマッサージしてみてください。人にやってもらうとよりわかりますが、体幹がうまく使えていない人はこの一帯が硬化しているため、ひどい痛みを感じるはずです。

骨ストレッチの講習会でも、こうしたほぐしのカリキュラムを用意していますが、会場のあちこちで悲鳴と歓声が飛び交います。痛みのあとに心地よさが訪れ、体がびっくりするほど動くようになるからです。

こうした硬化を放置したままでは、筋肉の量を増やしてマッチョになっても、肝心の体幹は思うように動いてはくれません。腹筋が割れて見た目がたくましくなったところで、それが実動作の改善につながるわけではないのです。

他の筋力トレーニングにも言えることですが、体を鍛えている人ほど筋肉をいたずらに酷使し、逆に体をサビつかせてしまっているところがあります。だとしたら、まずは体の

硬化をとることから始めるべきでしょう。

マッサージをしてもらっても容易に疲れが抜けない、痛みがとれないという人は、表面の筋肉ばかりをほぐし、深部に刺激が届いていない可能性があります。そこで効力を発揮するのが、私が開発した骨ストレッチです。

体幹の硬化を改善するには、骨ストレッチの人気メソッドの1つ、「鎖骨ひねり」がおすすめです。口絵⑫ページで紹介しているように、親指と小指で鎖骨を押さえるという点は「鎖骨パンチ」と同じですが、ここでは両手でそれぞれの鎖骨を押さえ、そのまま左右に体をひねるようにします。

たったこれだけの、とても簡単なエクササイズなのですが、肋骨から腰まわりにかけての一帯が効果的に刺激できます。ウエストがラクに引き締められるため、ダイエット目的でもトライするのもいいでしょう。

「鎖骨ひねり」のポーズで体幹の骨組みを連動させる

効果を確かめるため、ここでも腕をまわしてみてください。トライする前と比べて腕のまわり方がまったく違っているはずです。

ちなみに、鎖骨を活用することに関しては、「鎖骨ウォーキング」「鎖骨ランニング」を試してみてもいいでしょう（53ページ）。

その名の通り、「鎖骨ひねり」のポーズで歩いたり走ったりするだけの、とてもシンプルな方法ですが、鎖骨を押さえると体幹部の骨組み（鎖骨、肩甲骨、背骨、骨盤）が連動するため、体幹主導の動きが無理なく実現できます。

ウォーキングやランニングに関しては、前述した中指を意識することが基本になりますが、**体幹の力を活かすには、このように鎖骨もカギを握ってきます。骨を意識するほどに体幹がラクに動き出すのです。**

体幹の重要性はよく語られていますが、私たちは腕力や筋力に頼って、つい力ずくで体を動かそうとしてしまいます。「骨を押さえる」というワンポイントが加わることで、体幹主導にラクに切り替えられるのです。

腕や脚は鍛えれば太く大きくなり、「強くなった」という実感が湧いてきますが、骨の動きは肉眼ではとらえることができません。つまり、感じていくことでしかわからない、身体感覚とつながっているのが骨なのです。

東洋的な陰陽の考え方をふまえるならば、目に見える筋肉は「陽」の部分、体の内部にあって目には見えない骨は「陰」の部分。その関わりは、次のようにとらえるとわかりや

鎖骨ランニング® &鎖骨ウオーキング®

①ダブルT（35ページ）で立ち、鎖骨ひねり（口絵⑫）のポーズをつくる。
②鎖骨を意識しながら歩きはじめる。

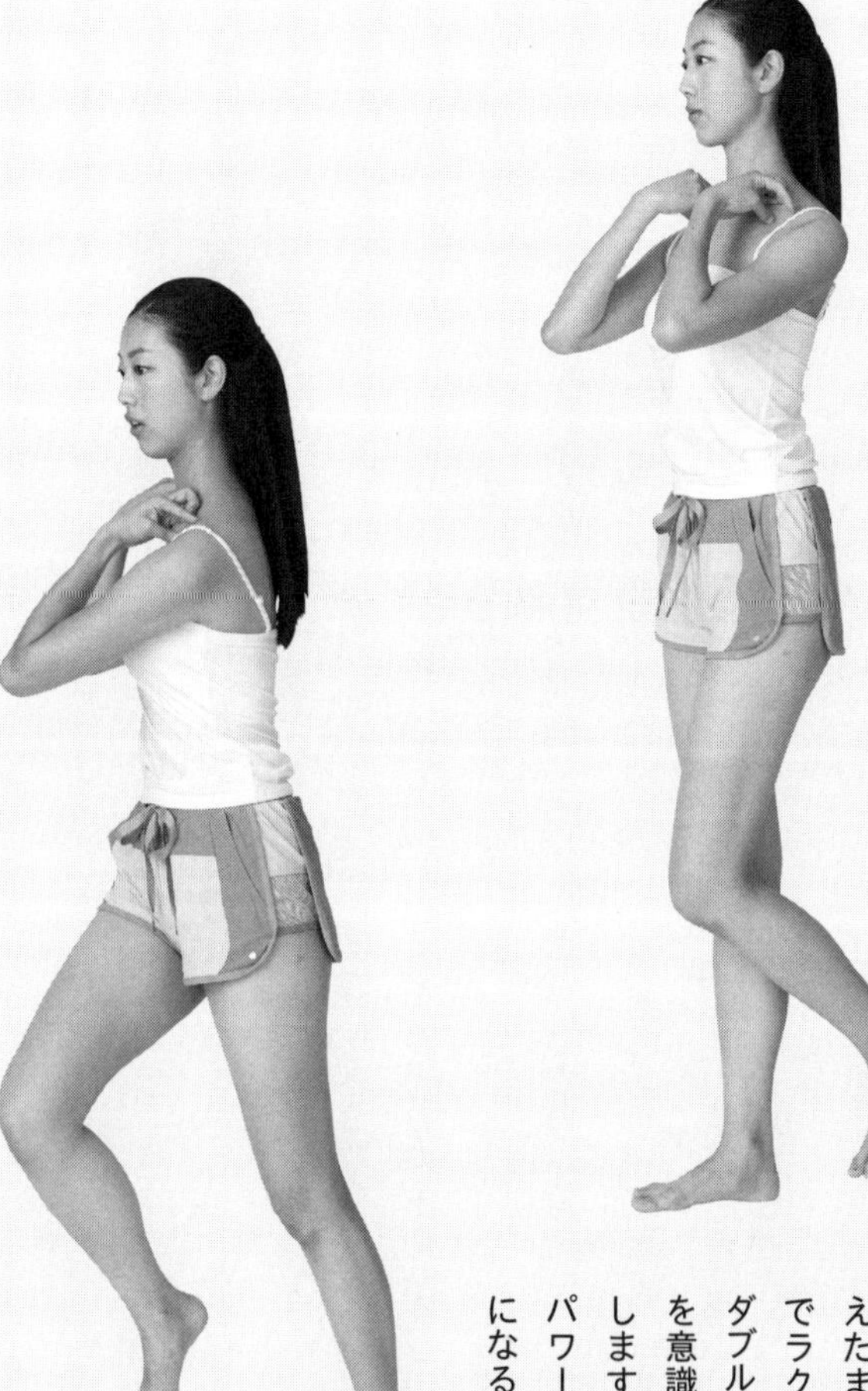

左の写真のように、鎖骨を押さえたまま走り出すと、体幹主導でラクに体が動きはじめます。ダブルTをつくり、中指のラインを意識するだけでも動きは一変しますが、鎖骨が加わると体幹パワーを有効に引き出せるようになるのです。

すいでしょう。

筋肉――目に見える（陽）――身体能力を発揮する母体
骨――目に見えない（陰）――身体感覚を磨く母体

ただ、「氷山の一角」という言葉があるように、実際に大きなウェイトを占めているのは陰の部分であることは言うまでもありません。見えない部分の支えがあってこそ、見える部分も思うままに動かせるのです。

骨の動き（＝身体感覚）を無視して筋肉（＝身体能力）ばかりを鍛えていても、体は効果的に動かせず、せっかく鍛えた筋肉もただの重たい鎧にしかならないことは、これまでお伝えしてきた通りです。

鎧を脱ぎ去り、身軽になった体で人生を楽しんでみたいと思いませんか？

もっと自分の能力を発揮したくはないでしょうか？

次章では、ここまで述べた骨の使い方をキーワードにしつつ、言語化しづらい身体感覚の奥深い世界をさらに探っていくことにしましょう。

第二章
「骨」を使って、動きの根本を変える！

BONE STRETCH

身体感覚との出会いで変わった私の人生

前章では、優れたパフォーマンスの背後には、数字には表すことのできない感覚（コツやカン）がひそんでいることを指摘してきました。

私はそれを身体感覚と呼んできたわけですが、言葉にするのが難しい面があるため、職人や技術者の世界ではこの感覚を身につけるには理屈抜きに真似ること、いわば「親の背中を見て育つ」ことが求められてきました。

かくいう私自身、陸上の短距離選手だった現役時代に身体感覚を磨くことを具体的に指導されたことはなく、手本にする人もいなかったため、とにかくパワーアップし、数字を追いかけることを何よりも追求してきました。

当時の私が取り組んできたのは、主にウェイト・トレーニングでした。

ベンチプレス、スクワット、カール……器具を使って極限まで鍛えていったこともあり、愛知県のある研究施設で私の身体能力を解析した際には「オリンピック・クラスのパワー」と太鼓判を押されるほどでした。

ただ、当時の私はそれだけのパワーを走りにうまく活かせず、度重なるケガに泣かされてばかりいました。そうやって鍛え上げた筋肉を結果に反映させることが、まったくと言っていいほどできなかったのです。

頑張って力をつけたはずなのに、なぜ結果が出ないのか？　数字に反映されないのか？同じような悩みを抱えている人は少なくないはずです。

通常であれば、その理由がわからないまま、活躍の舞台（私の場合、陸上競技）から遠ざかることも多いのかもしれません。

私の場合もケガによって引退を余儀なくされたわけですが、その後、さまざまな経験を重ねることで世界観が変わるような感覚を身につけることができました。身体能力の土台、ポテンシャルの源と言っていい身体感覚の世界と出会えたからです。

うまくいく人とうまくいかない人、その差はいったいどこにあるのか？　単純明快、その答えは私自身の体の中にありました。

私なりにうまくいくコツをつかむことで、人生が大きく変わっていったのです。

「丹田の力」を使うと、動作が変わる

読者の皆さんの参考になるよう、こうした「身体感覚＝コツ」を知るにいたったきっか

けについて振り返ってみましょう。

その1つに挙げられるのは、現役を引退して7年ほど経った2005年のこと。私の母校である中京大学の恩師にあたる元ハンマー投げ選手の室伏重信氏と、新幹線の中で偶然一緒になり、さまざまな会話をしたことが大きかったと思います。

会話の中で自然と息子である室伏広治選手の話になりましたが、私がつねづね不思議に思っていたのは、彼のケガの少なさでした。

室伏広治選手は、2016年の日本選手権で現役引退を表明しましたが、日本選手権20連覇に象徴されるように、長期にわたるケガ、スランプに追い込まれることなく実績を積み重ねてきた、文字通りの鉄人です。

ハンマー投げで世界のトップクラスと張り合う以上、ウェイト・トレーニングにもかなり熱心に取り組んでいるはずだと思っていましたが、自分のようにケガに泣かされた印象があまりないのはなぜだろう、と思ったのです。

そもそも、鍛えあげた筋肉を実際の動作にどうつなげているのか？　当時の私には、わからないことだらけでした。

今でもハッキリと覚えていますが、こうした私の質問に室伏氏はニヤリと笑いながら、「松村、俺の右手を上から押してみろ」と言います。

言われるままに右手の甲を上から押さえた瞬間、不思議な感覚が私の体にかけめぐりました。室伏氏が右腕の筋肉を使っている感触がまったくないのに、私の押さえた手が上へ上へと簡単に押し上げられてしまったからです。

いったいどうやってこの力を生み出しているのか？　どの筋肉を使って、手の甲にどう伝達させているのか？　狐につままれたような顔をしている私に向かって、**「松村、丹田だよ！　丹田！　この丹田の力を使うと使わないとでは、まったく動作が変わってしまうんだよ！」**。そんな言葉が返ってきました。

丹田という言葉は聞いたことがありましたが、それが実体を伴って私の意識に刻印されたのは、この時が初めてだった気がします。

話を聞いていくと、広治選手もこの丹田のパワーを活用することで世界のトップと戦っていたようなのです。

室伏広治選手が知っていた、腕力に頼らない力の出し方

丹田とは、下腹の一帯に位置し、古来、東洋では精気（生命力）がみなぎる場所として重要視されてきました。

解剖学的に確認できるものではありませんが、ここ一番で気合いを入れる時、自然と下腹（丹田）の位置に力が入ることを感じている人は多いでしょう。また、この一帯を起点にして動作すると下半身が安定し、体が動かしやすくなることも、武道の世界などではよく知られてきたことです。

つまり、経験則としては十分認知されてきた言葉であるわけですが、それを口にしたのはハンマー投げの選手、指導者としてスポーツの第一線で活躍してきた室伏重信氏である、というところが私にとって意外でした。

室伏氏は、丹田を活用した体の動かし方を現役時代から追求していたらしく、驚くことに**腹筋運動は一切してこなかった**とも言いました。

腹筋など鍛えなくても、丹田を活用することで爆発的な力が出せる——その時は不思議に思うしかありませんでしたが、骨の使い方を知り、体幹の効果的な活用法を身につけていくことで、その意味がよく理解できるようになりました。

古来、腹力、胆力と呼ばれてきたものは決して観念的ではなく、体の動きを変えることで実際に体感していけるものなのです。

試しに、へその下のあたりを両手の指先で強めに押してみてください。

臍下三寸（へそしたさんずん）（へその下から9センチ）といった言葉が使われることもありますが、そこまで厳密でなくてもかまいません。**指先で押した時、ゴムまりのようにポンと強く跳ね返ってくる場所が丹田にあたります。**

片方の手の指先でこの丹田の一帯を押しながら、63ページのようにダブルTで立った状態で腕相撲を行ってみてください。これまで以上にラクに相手が倒せてしまうため、きっと驚かれるでしょう。

ここで注目したいのは、力の入った瞬間の丹田の状態です。強い力がグッと集まっているのが感じられるはずですが、それが丹田のパワーだとイメージしてください。

丹田が重要なのは、体幹の中心部に位置しているからです。**体の中心を起点にして体が動かせれば、最も効率よく力が発揮できます。いたずらに筋力アップせずとも、仮に小柄であったとしても力負けしなくなります。**

また、重心が安定することで精神的にも落ち着きが生まれ、ピンチになっても動揺することがありません。文字通り、「腹が据わってくる」のです。

体の中心から動くことを意識して、効率よく動く

父・重信氏によると、室伏広治選手もこうした丹田のパワーを重視し、トレーニング時

はもちろん、日常の立ち居振る舞いの中でも、つねに丹田を意識しながら体を動かしていたといいます。

何しろ、いくら筋骨隆々であっても、腕力に頼るだけでは限界があります。丹田を中心に体を回転させ、体幹の中心でつくられた力を手の指先や足先などの末端に伝える――こうした体の使い方がパフォーマンスを飛躍的にアップさせることを、彼自身が実感していたということなのでしょう。

丹田パワーがスポーツ科学で研究されることはまずありませんが、前述したように実際の動きを体験することで違いを知ることはできます。

たとえば、自分よりも大柄の相手と組み合ったとしましょう。ウェイト・トレーニングに熱心に取り組んでいた頃の私であれば、組み合った瞬間、腕力に物を言わせ何とか相手を押し倒そうとしていたはずですが、今ではそんな効率の悪いことで力を浪費しようとは思いません。

なぜなら、体の中心（丹田）から動くことを意識するだけで、大柄な相手でもラクに押し出すことができるからです。この感覚を身につければ、レスリングや柔道などでも無類の強さが発揮できるようになります。

昔の人は「柔よく剛を制す」という言葉を大事にしていたと述べてきましたが、この場

丹田腕相撲

①ダブルT（35ページ）で立ち、パートナーと向き合う。
②空いている手で丹田の一帯を押さえ、腕相撲を行う。

丹田は下腹の一帯（へその9センチほど下）に位置し、古来、生命力のみなぎる場所と考えられてきました。体の重心と重なり、この一帯を起点に動作すると下半身が安定することも、よく知られている。

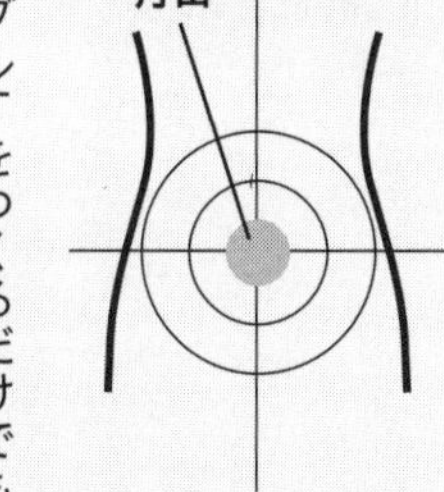

ダブルTをつくるだけでも十分ですが、丹田を意識すると体幹がさらに効果的に活用できます。腕力をほとんど使わずに相手のバランスを崩せてしまうため、ビックリするはず。

合、**柔は「筋力に頼らない体の動き」**、**剛は「筋力に頼った体の動き」**と理解すると、その本質がわかりやすいかもしれません。

丹田には、柔の力を生み出す動力源が宿っているのです。

「そうは言っても、武術の達人ではないのだから、誰もがすぐに真似できるものではないのではないか？」

そう感じる人もいるかもしれませんが、骨を意識することで、こうした達人の世界がグンと近づいてきます。曖昧になりがちな感覚をつかまえる、まさに骨がコツをつかむための媒介になることで、腕力に頼らないラクな動きが可能になります。それこそが「肩の力が抜けた」状態でもあるのです。

その点を理解していくため、私が骨の重要性に目覚め、「骨ストレッチ」を生み出していった過程をたどっていきましょう。

肩のコリや痛みをほぐす「手首肩甲骨ストレッチ」

骨ストレッチは、2007年に誕生して以来、すでに100を超えるエクササイズが生み出されています。

その多くに共通しているのが、「骨を押さえる」ということ。

前章で紹介した「鎖骨ひねり」（口絵⑫ページ）もそうだったように、正確には「親指と小指で骨を押さえる」ことが基本の1つになります。

いい仕事をしたいと思っているのに、体のあちこちに痛みがあったり、疲れが抜けてなかったり、意欲が低下していたり……こうした問題を解消していくため、骨ストレッチの代表的なエクササイズを紹介していきましょう。

まず紹介したいのは、「手首肩甲骨ストレッチ」（口絵④〜⑤ページ）です。

立った状態でも座った状態でもかまいません。「骨ストレッチの基本ポーズ」（口絵②ページ）をつくり、手首を押さえられた側の腕を直角に曲げてください。あとはこの状態で腕を後方に繰り返し引いていくだけ。

実際にやってみるとわかりますが、このエクササイズを7回ほど続けるだけで肩の一帯の可動域がアップし、コリや痛みがほぐれます。実行する前後に腕をまわして比べてみれば、その違いにビックリするでしょう。

効果を実感したい人は、実践する前に後ろを振り向き、どのくらいの場所が見えているか確認してから行うのもおすすめです。再び実践後に同じように振り向くと、「こんなところまで見えてしまうの？」というくらい、体がラクにひねれてしまうはずです。

「手首スクワット」で、立ち上がる、座る、をラクに

骨ストレッチの効果は、体の可動域を広げるだけにとどまりません。

前章でダブルTの立ち方、歩き方、走り方を紹介していきましたが、ここで共通していたのは無駄な力を使わずに動作すること。

立ち居振る舞いが美しい人は、筋力に必要以上に頼らず、骨身にまかせた動きができていると述べてきましたが、骨ストレッチのエクササイズを行っていくと、こうしたしなやかな動きがさらに実現しやすくなります。

まず、イスから立ち上がる際の体の使い方を考えてみましょう。

太もものあたりに手を置いて、「どっこいしょ」と立ち上がることが多くありませんか？疲れている時などは特にそうなってしまうと思いますが、これではヒザに負荷がかかり、あまりラクに立ち上がることはできないでしょう。

「どっこいしょ」と立ち上がる時に酷使されるのは、両脚の太ももの前側にある大腿四頭筋(だいたいしとうきん)という筋肉です。スポーツ選手の中にもこの筋肉が丸太のように太い人がいますが、いくら太くしようが、この筋肉に頼って重い体幹を持ち上げようとしていたら、ラクに立ち

上がれないのは当然のことです。

大事なのはこうした筋力アップではなく、骨身にまかせた動きです。もっとラクに立ち居振る舞いできるコツがあるのです。

試しにイスに座った状態で骨ストレッチの基本ポーズ（口絵②ページ）をつくり、そのまま腕を天に突き上げるようにして立ち上がってみてください（口絵⑧ページ）。

私は「手首スクワット」と呼んでいますが、太ももの筋力に頼ることなく、とてもラクに立ち上がれるはずです。日常でこうした動きができるようになれば、疲労がたまらず、もっとラクに生活できると思いませんか？

一般的なスクワットは、大腿四頭筋を鍛えることが目的にされていますが、骨身にまかせた動きができるようになれば、筋力に必要以上に頼る必要もなくなるため、トレーニングのしかたも変わってくるでしょう。

もちろん、日常生活も大きく変化していきます。

年をとると、次第に日常生活がままならなくなっていきますが、それは筋力にばかり頼って生きてきたからです。骨身にまかせた動きができるようになれば、老いても元気に過ごせるのです。

実際、**足腰の衰えたお年寄りでも、「手首スクワット」を行うとスクッと立てます。**背骨の曲がっていたおばあさんが、講習会を終える頃には背筋を伸ばし、心地よさそうに歩いているシーンにも何度も出くわしました。

骨ストレッチを日課にすることで身のこなしが軽やかになり、老後の人生を謳歌できるようになった方もたくさんおられます。

なぜ手首をブラブラさせるだけで肩がほぐれるのか

骨ストレッチが生まれるきっかけの1つとして、じつはアニメ「機動戦士ガンダム」のモビルスーツが関わっています。

テレビ番組で取り上げられていたガンダムを目にしながら、「モビルスーツはなぜ体の節々の部分が強調されているのだろう?」と思い、何気なく手首を反対側の2本の指で押さえてブラブラさせたところ、肩の一帯がラクにほぐれました。

節々を押さえて動かすと、体がほぐれやすくなる――この発見をヒントに生まれたのが、骨ストレッチの原点となった「手首ブラブラ」(口絵③ページ)です。

通常の手首をブラブラ振る動作では、手首の周辺しかほぐせませんが、この「手首ブラブラ」を行うと、ほんの数回振っただけで肘から肩の一帯がほぐれていき、腕がラクにまわせるようになります。

その証拠に、鏡を見ながら行うとブラブラしている側の肩がどんどんと落ちていくのがわかるはずです。「骨を押さえる」という単純な動作が加わるだけで、体じゅうに刺激が伝わりやすくなるのです。

それにしても、こんな動作がなぜ必要なのでしょうか？

前章では、骨を押さえることでバラバラだった体の骨組みが連動し、体幹が効果的に動かせる点について解説しました。ここで補足したいのは、「手首のような体の末端部の動きをなぜ制御するのか？」という点でしょう。

ポイントとして考えられるのは、脳と運動の関わりです。

脳内で体の運動を司っているのは、前頭葉にある運動野という部位ですが、ここにつながっている神経の多くが、手の指と対応しています。運動の中でも手の指を動かす割合がそれだけ多いということですが、あまり安易に頼ってしまうと肝心の体幹を活用できなくなってしまいます。だとするならば、手首を押さえて手先が自由に使えないように制御してしまえば、どうでしょうか？

そう、体幹を使わざるをえなくなるはずです。**末端（手首）を押さえることで体が中心（体幹）からほぐれ、全身の連動性が生まれる――骨ストレッチは、こうした逆転の発想**

から生まれたものなのです。

「足首まわし」で刺激を体幹に伝える

たとえば、手首肩甲骨ストレッチ（口絵④〜⑤ページ）を行ってみると、押さえている手首よりも体幹部の脇腹や肩の一帯が強く刺激されるのがわかると思います。手首を制御することで、じつは体幹を効果的に動かしているのです。

足首を押さえる場合でも、同様のことが言えます。一例として、骨ストレッチ流の「足首まわし」（口絵⑮ページ）を紹介しましょう。

まず、イスに座った状態で片方の脚をもう片方の脚の太ももの上に乗せ、太ももに乗せたほうの脚のくるぶしを同じ側の手の親指と小指で押さえてください。

次に反対側の手で脚のつま先を押さえ、押さえたくるぶしを起点にして足首をグルグルとまわしていきます。

地面につま先を立て、ぐるぐると足首をまわすことがあると思いますが、こうした足首まわしではただ足首がほぐれるだけです。

くるぶしを押さえ、末端の動きを制御することで、刺激が脚から体幹へと伝わっていき、体に連動性が生まれます。足首を中心に体全体がほぐれていくため、身のこなしがとても軽やかになるのです。それぞれの足首まわしを行ったあと、実際に5メートルほど歩いて比べてみれば、その違いが実感しやすいでしょう。

そもそも、通常の手首をブラブラさせる運動では、手首の周辺しかほぐせないと書きましたが、じつはそれも怪しいところがあります。なぜなら、こうして手首をブラブラさせたあと腕をまわすと、行う前より腕が重くなってしまうことが多いからです。

本人はほぐしたつもりなのに、実はまったくほぐれていない。にもかかわらず、私たちは日頃の習慣でつい同じ動作を繰り返します。

通常のストレッチも同様です。皆さんは、ストレッチを行ったあとに実際に腕がよくまわるか、歩きやすくなるか、前屈がラクになるかなど、動作チェックをしたことがあるでしょうか？

実際に確かめてみればわかりますが、たとえば、競技前にわざわざ体が重くなってしまうようなことを繰り返していたら、パフォーマンスが上がるわけがありません。それどころか、ケガの原因にもなるでしょう。

体全体が有機的に、一体となって動くことが重要なのです。

ストレッチにしても、筋力トレーニングにしても、特定の部分を伸ばしたり、鍛えたり

するだけで、こうした連動性は得られません。むしろ、部分を刺激することでこのつながりが断ち切られてしまいます。

親指と小指で押さえる意味とは

骨を押さえることの意味をお伝えしましたが、では、親指と小指を使うことの意味は、どう理解すればいいでしょうか？

不思議に感じた人もいるかもしれませんが、ほかの指の組み合わせと比べた場合、親指と小指が一番力が入りにくくはないですか？

たとえば、親指と人差し指で手首を押さえると、力の加減によって指先にかなり力が入ってしまいます。ということは、その時の加減によって押さえ方の強弱が変わってしまうということです。だとすれば、同じエクササイズでも効果がまちまちになってしまうことになりかねません。

力が入りにくいということは、いつも一定の力で押さえやすく、しかも、無駄な力を使わずにすむことを意味します。親指と小指で押さえることで自然に脱力ができ、効果的に力が使える利点があるのです。

大事なのは、いかに再現性を保てるかということです。

骨ストレッチの講習会を受けて、その効果が体感できたとしても、家に帰ってうまく再現できなかったら元も子もありません。

こうした書籍を見て、骨ストレッチを実践する場合も同様です。私が実際に教えていることと差がありすぎれば意味がないでしょう。たくさんの人に広まったとしても、それではかえって誤解を招くだけです。

骨ストレッチは、ただ簡単というだけでなく、骨を押さえたり、親指と小指をつないだり、老若男女、誰でも同じようにできる動作が含まれているため、落差が最小限に抑えられると考えています。

そう、とてもコツ（骨）がつかみやすいエクササイズなのです。

また、骨ストレッチでは、親指と小指で輪をつくるケースも多くあります。

なぜわざわざ親指と小指をつなげるのか？　この点については、口絵③ページで紹介した「手首ブラブラ」を例にとって解説しましょう。

骨ストレッチが誕生した際、最初に生まれたエクササイズが「手首ブラブラ」だったのですが、考案した当初、手首のグリグリ（尺骨と橈骨）を押さえてはいましたが、親指と小指をつないではいませんでした。

手のひらを開いた状態でブラブラさせていたのですが、ふと思い立って親指と小指をつないでみたところ、体のほぐれ方が全然違います。この体験があまりに強烈だったため、骨ストレッチの基本ポーズ（口絵②ページ）が生まれ、のちに生まれたエクササイズにも自然と取り入れられるようになったのです。

日本代表がリレーで結果を出せたのは

最初に「手首ブラブラ」の効果を体験したのは、オリンピックに4度出場したショートトラック・スピードスケートの日本代表だった寺尾悟選手（当時）でした。同じ大学出身という縁でつながり、生まれたての骨ストレッチを試してもらったところ、とても簡単に体がほぐれるためビックリされていました。

「これまでさまざまなトレーニングを取り入れ、競技者としてはやりつくした感があったのですが、骨ストレッチには驚かされることの連続ですね」

当時30歳を過ぎ、選手としてのモチベーションが下がっていた寺尾さんでしたが、骨ストレッチを取り入れながらその後も現役を続行。全日本選手権で勝ち続け5連覇を達成したほか、32歳の時には、500メートルと1000メートルの日本記録を塗り替えるなど輝かしい成績を残しています。

話が少し逸れてしまいましたが、親指と小指で体の末端をつないだほうが体がほぐれるのは、末端から体幹に刺激が伝達されるパワールートがつくられ、全身の動きが連動しやすくなるからかもしれません。

そのわかりやすい例が、陸上競技の１つであるリレーのバトンでしょう。

私自身がそうでしたが、短距離の世界では、「リレーの時に限ってなぜかいい走りができる」と感じている選手が少なからずいます。

２０１６年のリオ・オリンピックで銀メダルを獲得するなど、日本代表もリレーでとてもいい成績を残していますが、それはバトンを持つことによって体の末端が制御され、体幹が使いやすくなるからだと考えられます。

嘘のように思えるかもしれませんが、バトンの代わりに、紙を丸めて両手で軽く握った状態で走ってみてください。このやり方でも末端から力が逃げなくなりますから、とてもラクに走れるようになるのが感じられると思います。

たったこれだけで走りの質が変わり、タイムが上がることもあるため、私は「神業（かみわざ）メソッド」と呼んでいるほどです。

大事なのは視点を変えることです。思いがけなく成果が上がった時には、意外なところにその要因が隠れているものです。

バトンワークが巧みだという従来の視点が間違っているわけではなく、体の使い方にも目を向け、うまくいった理由を探ってみることが必要でしょう。そうすれば、個人の走りにもフィードバックしていけるはずです。

これまでの常識を引っくり返された出来事

骨を意識した動作は、筋肉を鍛える世界でずっともがき苦しんでいた私からすれば、まさに対極にあった発想にほかなりません。

それゆえ、現役時代にはほとんど自覚すらできなかったわけですが、今思い起こすと、いくつかのきっかけは存在していました。

たとえば、1995年、福島で行われた国体に出場した時のことです。

幸運にもこの大会で、のちに100メートル走で10秒00のアジア最速のタイムを記録し、大きな注目を集めた伊東浩司選手と同じ組で予選を争うことになったのですが、ウォーミングアップ中、伊東選手がなぜかどこにも見当たりません。

不思議に思いながらウォーミングアップを続けていると、彼の姿をウェイト・トレーニングのスペースで見つけました。レース前にもかかわらず、彼はなんとバーベルを担いで繰り返しスクワットを行っているのです。

「ケガでもして試合に出ないのだろうか？」

試合前にバーベルを使うなど考えられないことでしたから、「別の大会に備えて練習でもしているのか」と思ったのですが、やがてコール場所に颯爽と現れ、何食わぬ顔でレースに臨もうとしています。

「なめているのか」と思い、闘志が湧いてきましたが、結果は最初の一歩目から追いつくことなく約5メートルの差をつけられて完敗。

実力差からいったら仕方ないことですが、大会が終わったあとも、ウォーミングアップ時のバーベルスクワットが頭を離れません。あんな不可解な調整をしていながら、なぜあれほどの素晴らしい走りができるのか？

のちに伊東選手が行っていたバーベルスクワットは、通常のものとは違い、「初動負荷理論」という独自のトレーニング法で多くのアスリートを指導していた小山裕史（やすし）氏のアドバイスによるものであることがわかりました。通常のウェイト・トレーニングとは異なり、じつは肩甲骨や骨盤を効果的に動かすためのトレーニングだったのです。

骨と骨の連動性を学ぶ

通常、バーベルをせいの、で持ち上げ、下半身を屈伸させていくと、動作の終わりに強い力が入ってしまいますが、走ったり、ボールを投げたり……体を動かす際に最も負荷がかかるのは最初の一歩、つまり初動時です。

つまり、マシンや器具でいくら鍛えても実動作とは結びつかず、鍛えた部位の関節の可動域がかえって狭くなってしまうこともあります。私自身がそうでしたが、そんな状態で競技に臨んだら、ケガの原因にもなるでしょう。

こうした弊害を避けるため、初動負荷理論によるバーベルスクワットでは、屈伸した状態からバーベルを持ち上げる初動時に意識して負荷をかけます。そのため、バーベルが肩の上でポンと跳ね上がるようになります。

こうしたやり方であれば、実動作に近い形で体が刺激できますから、伊東選手のようにウォーミングアップに用いることも可能になるのです。

この大会のあと、私も小山氏の指導を受けることになり、トレーニングのやり方から体の動かし方、走り方にいたるまで、これまで学んできたことがすべて引っくり返ってしまうくらいの衝撃を受けました。

こうした小山氏の指導の中で重視されていたことの1つが、「骨盤と肩甲骨を連動させる」ということでした。

骨盤を動かすことの重要性については過去に学んだことがありましたが、ここで重視されたのは骨と骨の連動性です。

骨盤と肩甲骨という体幹の要にある骨が連動できれば、初動時に体幹がダイナミックに動き、それを末端にある手足に伝えることができます。

余談ながら、前述したイチロー選手も小山氏の指導を受けた一人で、シアトルの自宅に初動時に負荷がかかる専用のトレーニングマシンを設置し、日々コンディション調整に用いているといわれています。

筋肉一辺倒だった私にとって、こうした骨の連動性に着目した小山氏の指導は大きな転機になりましたが、その後さまざまな出会いがあり、また違った形で骨を連動させる術を知ることになります。

それが、現役引退後に出会った古武術の存在でした。

小山氏の場合、骨盤と肩甲骨をまるで雑巾をねじるように動かすことを重視しますが、古武術の世界では「体をねじると体幹の力が逃げてしまう」ととらえます。そのため、「体幹を1枚の板のように動かす」ことが重視されるのです。

古武術から教わった、体幹をねじらない動き

体をねじるか、ねじらないか？ ――その最もわかりやすい例が、現代人と昔の人の歩き方の違いでしょう。

私たち現代人は、腕を交互に振って歩くのが当たり前だと思っていますが、着物姿でこの歩き方をすると着衣が乱れ、胸がはだけてしまいます。

イメージすればわかりますが、腕を交互に振って歩くと、体幹は自然とねじれていくでしょう？ そう、体幹をねじる動きは着物の文化には合わないのです。

言い換えれば、着物がはだけてしまわない身のこなしをするには、こうした「ねじれのない動き」を日常的にする必要があります。

それが、古武術でいうところの「体幹を1枚の板のように動かす」ことにつながっていきます。今、私が大事にし、指導を受けにくるアスリートの皆さんに伝えているのも、こうした体の使い方が基本になっています。

着物が当たり前だった江戸時代では、日常の中で当たり前に求められる動きですから、

無理があったらとても続けられません。要するに、当時の人の体に染みついていた動きが武術の中にも反映されているのです。

こうしたねじらない動きは、腕振りよりも体幹の動きが求められることを意味します。ただ単に文化が違っていたというだけでなく、合理性という点で大きな差があったことが見えてこないでしょうか？

前章で「江戸時代の飛脚が前傾姿勢で描かれるのは、体の重さを利用して走っていたからではないか？」と私見を述べました。

それは遺された浮世絵などから類推したものですが、ねじらない動きを前提にした場合、腕振りにも違いが出てくることがわかります。

よく知られているのが、右手と右足、左手と左足を同時に出して進む「ナンバ走り」ですが、確かに同じ側の手と足を同時に出せば体はねじれません。その意味では、諸説あるこの伝承にも何らかの真実味が感じられますが、気をつけたいのは、腕振りよりも体幹の使い方にポイントがあるということです。

体幹をねじらずに動かすことができれば、自然と腕振りへの依存は減る――腕振りをしないのではなく、そこに力点を置く必要がなくなるのです。

「井桁の動き」が生む達人のパンチ

こうした「ねじらない動き」の有効性を知るうえで大きな影響を受けたのが、武術研究者として知られる甲野善紀(こうのよしのり)氏です。

甲野氏は、合気道や居合いなどさまざまな武術を経験する中で、ねじって力を分散させてしまっている現代人の体の使い方の問題に気づき、その対極にある武術的な体の使い方を「井桁崩し(いげた)の術理」として発表されています。

井桁とは平行四辺形のことを指しますが、平行四辺形は1辺が動くと他の3つの辺も同時に崩れるように動いていきますね?

私たちは、腕を動かす時にはただ腕という部位だけを動かそうとしますが、体をねじらず、体幹と末端が連動できれば、まさに井桁が崩れるように体全体で動ける合理的な体の使い方ができるようになります。

武術の達人が年をとってからも強さを発揮できるのはそれゆえで、おそらくそれを「柔よく剛を制す」と呼んでいたのでしょう。

体をねじるということは鞭(むち)の動きに似ていると、甲野氏は言います。

鞭を打つと、しなるようにして対象物に強い衝撃を与えますが、当たるまでに一定の時間がかかるため、どうしても気配が生まれます。いくら強いパンチでも体をねじって打っている限り、相手にテクニックがあればよけられてしまうでしょう。

これに対し、体幹から末端に井桁が崩れるように体が動かせると、いわば4辺が同時に動く形になるため気配を感じにくく、鞭のしなりのような時間も要しません。井桁の動きを身につけることで、どんなによけようとしても一瞬にして相手にパンチが届いてしまう、達人レベルの動きが可能になるのです。

全身を連動させることの有効性を知る

たとえば、ボクシングの世界チャンピオンとして活躍する山中慎介選手は、「神の左」と呼ばれる強打でKOの山を築いていますが、対戦相手は「左ストレートが来るとわかっていても受けてしまう」といいます。

実際、彼の試合を映像で見ると、体幹と末端の連動が素晴らしく、まさに「腰の入った」パンチが出せているのがわかります。

体をねじらない分だけ気配が消えるため、「わかっていても受けてしまう」必殺パンチが繰り出せるのでしょう。

巻頭口絵で紹介した「鎖骨パンチ」（口絵⑬ページ）は、体幹をねじらずに使うコツをつかむうえでもとても有効です。鎖骨を押さえることで体幹のねじれが防げるため、素人でもパワフルなパンチが打てるのです。

大事なのは、1つの動作をする際に体全体が連動していることです。といっても、難しいことを言っているわけではありません。

私たちは自転車に乗っている時、ペダルを漕ぎ、ハンドルを操りつつ、まわりの景色を見て「きれいだな」と思ったり、人をよけたり、晩ごはんのおかずについて考えたりと、同時にさまざまなことを行っていますね。ふだん自覚していないだけで、私たちの体はさまざまな要素が連動しながら、複合的に動いているのです。

それが現実なのですから、ウェイト・トレーニングで体の特定の部分だけを必死に鍛え、そこだけを速く強く動かそうとしても無理が出てくるのは当然のこと。

日常の動作とつながっていない以上、思うような動きができなかったり、動きが読まれたりするなど、限界がどうしても出てしまいます。

背骨の動きを意識する

私が骨を意識することの重要性に気づいたもう1つの大きなきっかけとして、「野口体操」の存在も無視できません。

野口体操は、東京芸術大学名誉教授だった野口三千三（みちぞう）氏（1914～1998年）が考案した独自の身体操法で、本書がいうところの身体感覚を重視した、滑（なめ）らかな体の使い方をさまざまな形で指導しています。

現役引退後、野口体操と出会い、学んでいく中で印象深かったのは、「背骨が動いていることを感じる」ワークにトライした時です。

脱力した状態でしゃがみ込み、頭を下げたまま腰からゆっくりと起き上がっていくという、とてもシンプルな動作を繰り返すのですが、この過程でこれまでの体の使い方が一変するような気づきが得られました。

実際にしゃがんだ状態から起き上がってみるとわかりますが、私たちは通常、頭から上に体を起こそうとしますね。しかし、これでは重い体幹を脚力で持ち上げていかなくてはならず、体に負荷がかかってしまいます。

これに対し、野口体操では、お尻を先に上げるようにして腰からゆっくり起き上がるように指導されました。

その言葉通り、腰、背中、首、頭と、まるで朝顔の芽が地面から出てくるように動かしていくことで、背骨の動きがハッキリと感じられたのです。しかも、そのほうが明らかにラクに起き上がれ、心地よさすらあります。

続けていくうちに、背骨の1つひとつのパーツが連動しながら体を押し上げている様子が実感できるようになってきました。

そうやって背骨が徐々に起き上がっていき、最後に重たい頭が首の上にひょこんと乗るようにして立つことができるわけです。

「骨身にまかせるとは、こういうことか！」と得心したわけですが、この感覚は日常の立ち居振る舞いにも大きな変化をもたらします。

なぜなら、骨身にまかせてスッと立つことができると、それだけで無駄な力が抜け、つねに安定した状態がキープできるからです。

のちに「ダブルTの立ち方」（35ページ）を生み出すことで、足裏の重心点を意識するだけでこうした立ち方が再現できるようになりましたが、これまで述べたように、それは立ち方だけにとどまりません。

骨を意識し、骨から体を動かすようにすると、余計な筋力を使わずにすみ、滑らかに自然に動くことができます。

骨ストレッチでは、体の節々の骨を押さえることでその状態をつくりだすところに特徴がありますが、骨を基本にしている点は変わりありません。骨という見えないものを意識するところからすべてが始まるのです。

たとえば、滑らかという字は、さんずい（氵＝三水）に骨と書きますね。

骨が水のように動くことが滑らかということの意味だととらえると、非常に示唆的です。映画スターのみならず、武術の達人としても知られるあのブルース・リーも、こんな言葉を残しています（傍点は筆者）。

「形をなくすんだ、水のように。水はコップに注げばコップの形になり、ボトルに注げばボトルの形になる。水は流動性もあり、威力もある。水になるんだ、わが友よ」

（DVD「ディレクターズカット 燃えよドラゴン特別版」〈ワーナー・ホームビデオ〉より）

まさに「柔よく剛を制す」を体現する言葉ですが、そのカギが骨にあるのです。

野口体操しかり、ブルース・リーしかり。滑らかに、水のように動くには骨の使い方が何よりも重要になってくるのです。

仕事の合間に、体幹ごと腰を伸ばすエクササイズを!

こうした動きを身につける第一歩として、体の内部で骨が動いている感覚をつかむことはとても重要です。これまで骨ストレッチのエクササイズを紹介してきましたが、ここでは「手首背伸び」(口絵⑨ページ)にトライしてみましょう。

まず、イスに座って骨ストレッチの基本ポーズ(口絵②ページ)をつくり、手を上げて万歳した状態で背もたれに寄りかかってください。あとは、そのまま後方にゆっくりと体を反らせていくだけ。手首が制御されているため体幹が効果的に伸ばせ、思いのほかスッキリしますが、ここで感じてほしいのは背骨の伸び具合です。

ゆっくり、ゆっくりと体を反らせていくと、前述した野口体操と同様、背骨の1つひとつの動きが感じやすくなります。

天に突き上げるように腕を伸ばすだけでも十分に効果が得られますが、背もたれを用いたほうが背骨の動きはより深く感じられるでしょう。

たとえば、「あ~あ」と背伸びをする人は多いと思いますが、通常の手を組んで裏返し、上半身を反り上げる背伸びには、意外な落とし穴があります。肩や首の一帯が詰まってしまい、かえって背骨は縮んでしまうからです。

そう、何となく体を伸ばした気になっていても、そう思い込んでいるだけで、本当はどこも伸びてはいないことが多いのです。実際に腕をまわしてみれば、その違いは歴然なので、確かめてみるといいでしょう。

こうした背伸びをするくらいならば、この「手首背伸び」を習慣にしたほうが心地よさが体感でき、実際に気分転換にもなります。

同様に、イスに座った状態で基本ポーズをつくり、そのまま前方に上半身を伸ばす「手首腰伸ばし」（口絵⑩ページ）も試してみてください。

体が硬い人でも驚くほどに背骨が伸びていき、ゆがみが改善されていきます。

もともと腰痛対策の1つとして考案したものですが、こちらもゆっくりと体を伸ばしていくと、背骨の動きを体感しやすいでしょう。

背骨が伸びていく感覚がつかめたら、腰を起点にして背骨が伸びているさまを意識するようにしてください。形としては腕を前方に伸ばしていますが、実際には腰から体幹全体が伸びていることが感じとれるはずです。

腰の一帯とは、骨で言えば骨盤に該当します。背骨は骨盤の上に乗っていますから、骨盤の状態が上半身の動きを左右すると考えてもいいでしょう。

丹田の位置もここに重なり、古来、武道の世界などではハラ（腹、肚と書きます）と呼ばれてきたことは、すでに述べてきた通りです。

腹の据わった人になるには、単に精神的に落ち着くだけでなく、上半身の無駄な力が抜け、下半身がどっしりと安定している必要があります。メンタルの安定のためにも、骨を感じることが重要になってくるのです。

「酔っぱらいの動き」をヒントに

骨身にまかせた動きという点について、野口体操から学んだことがもう1つあります。

それは、「酔っぱらいの動き」の中にそのヒントがあるということ。

野口体操の講習会で「酔っぱらいの真似をして歩く」というワークを体験したことがありますが、実際に試してみると、体は前に進みたいのに右に行ったり左に行ったり、体が傾いた方向に自然と動こうとします。

これは、体の重さを使って動いている姿にほかなりません。

私はお酒があまり飲めないのでわかりませんが、酔っぱらって心地よくなるのは、体が日常の緊張から解放されるからだと言われていますね。

そこにはアルコール自体の効果もさることながら、緊張から解放されることで、余計な筋力を使わない、体の重さを利用した動きができるようになる――それゆえの楽しさ、心地よさもあるのではないかと思うのです。

実際、泥酔して地面に倒れ込んだ人を介抱するのはかなり骨が折れるでしょう。小柄な女性でも容易に持ち上げられなくなってしまいますが、要するに、私たちの体はそれだけの重さを持っているのです。

ジャッキー・チェンのカンフー映画『酔拳』を思い浮かべればわかりますが、それは武術の達人のしなやかな動きにも重なります。私たちは酔うことによって、こうした達人の感覚をごく自然に体験している面があるのです。

それが素面（しらふ）の状態で再現できれば、日常生活がもっと心地よいものに変わっていくはず。無駄な力みがなくなるため、スポーツのパフォーマンスも飛躍的にアップし、楽しくプレーできるようになるでしょう。

では、実際にどう活かせばいいのか？

酔っぱらうと足もとが不安定になり、千鳥足になりますが、このフラフラした踏ん張らない動きに優れたパフォーマンスの秘密があるとイメージしてください。

たとえば、陸上の世界では「地面を思い切り蹴って進む」という走り方がすすめられているると述べましたが、これは踏ん張った動きであり、体の重さを利用するどころではありません。

かくいう私自身、現役時代はそれが当たり前だったため、前述の小山氏からも「地面とケンカをしてはダメだよ」と注意されてばかりいました。

そこには心地よさも自由も、まったくといっていいほどありませんでした。他の競技も含め、この「勝てないケンカ」を繰り返し、「なぜうまくできないのか」と悩んでいる選手が多いのではないでしょうか？

とにかく発想を切り替え、真逆の発想をすることが大事なのです。すべてが逆さまなのだと思うくらいでもいいかもしれません。

「居着かない動き」で自由に生きる

武術の世界では、動作の際に地面を思い切り蹴って踏ん張る状態を「居着く」と呼んで、よくない動作として戒（いまし）めています。

踏ん張って動いたほうが「力が出ている！」という手応えはあります。しかし、次の動作に移る時に余計な時間もかかりますし、肉体的な負荷もかかる、実はとても効率の悪い動きであるからです。

体全体で見た場合、体をねじり、踏ん張って、力ずくで動く状態をイメージすればいいと思いますが、それは同時に1つのことに執着する、こだわる、融通がきかない、といった心の不自由さにもつながっています。

いずれにしても、居着けば体全体が緊張しますから、あまり心地よくはありません。「ここ一番の場面で心地よさなんて必要ない」と思っている人もいるかもしれませんが、スムーズな動作が妨げられ、パフォーマンスが落ちてしまう以上、そうした発想はただの精神論でしかないでしょう。

たとえば、緊迫する場面に臨むことを「薄氷を踏む」と表現することがありますが、緊張でガチガチに震えていたり、肩に力が入っていたりしたら、うまくはいきません。薄い氷は簡単に割れてしまうでしょう。

これに対し、場数を踏み、コツをつかむことで、緊迫した場面であっても慌てず、たとえ薄い氷の上でも無理なくスーッと渡っていけます。

そうした人は、決して頑張ってはいません。あわただしい状況でも涼やかな表情で、的確な指示をしたり、場をなごませたりする余裕があります。できるならば、自分もそのようになりたいと思う人は多いでしょう。

つまり、無駄な力の抜けた「居着かない動き」こそが緊迫した場面に求められる体の状態、使い方と言えるのです。

そして、居着かない動きは、自説にこだわらない、物事にとらわれない生き方にも通じます。居着きのない自由な動きが、そのまま居着かない心（＝とらわれない融通無碍の感覚）につながっていくのです。

次章から、サッカーやゴルフなどのスポーツを題材にしつつ、日常の中で自由に、しなやかに振る舞うコツについて探っていきたいと思います。

第三章
体は「固める」よりも「ゆるめ」よう

BONE STRETCH

パワーアップより連動性が重要

日本のサッカーは、1993年にJリーグが開幕して以来、その人気と実力を徐々に高めていき、1998年のフランス大会以来、悲願だったワールドカップにも連続出場するまでになりました。

とはいえ、世界基準ではまだまだトップクラスとは言えません。

前回、2014年のブラジル大会ではグループリーグで1勝も挙げられず、目標だった決勝リーグにすら進めませんでした。国を挙げて応援し、強化に取り組んできたはずなのに、なぜ結果が出せなかったのでしょうか？

私は、人気のあるスポーツには、その国の人たちの体の使い方、運動に対する意識などが如実に映し出されていると感じています。

つまり、サッカーの競技力が頭打ちになっているとしたら、それは日本人の生き方、考え方が閉塞し、頭打ちになってしまっている証しと言えます。サッカーだけを切り取り、それだけを強化できるわけではないのです。

では、日本のサッカーのどこに問題があるのでしょうか？

私が日本代表の試合を観戦する中で感じるのは、「トップの代表チームと比べて圧倒的に出足が遅い」ということです。

グローバルスタンダードなどという言葉がありますが、ことサッカーにおいては、世界のトップ10に入るような国との間に、そう簡単に埋められない「動きの差」があるのが感じられます。しかもそれは、２０１８年のロシア大会に向けて戦っているいまも、根本的には変わっていない印象があります。

監督が代わり、チームには新しい選手も加わりましたが、国際舞台で結果を出していくには、発想そのものを見直す必要があるでしょう。

では、その発想とは？　ここでもまず確認しておきたいのは、身体感覚の重要性です。サッカーのトップ選手が試合で発揮している能力が、すべて数字やデータに表せるわけでないことは言うまでもありません。

ここでは、身体感覚を「体の各部位の力を1つにつなげ、連動させるために必要な動き」としてイメージして考えていきましょう。

個々の筋肉をいくら鍛え、パワーアップさせても、それが素早い動きにつながるとは限らないのは、この連動性が得られていないからです。

そう、飛躍のカギを握るのは、体の連動性なのです。

体幹トレーニングの問題点

連動性には体の柔らかさも必要ですが、ただ注意したいのは、柔軟運動を取り入れることで連動性が手に入るとは必ずしも言えないという点です。

たとえば、ヨガのインストラクターの中には、びっくりするくらい体が柔らかく、難易度の高いポーズをこなす人がいますが、そういう人に限って、じつは肩コリや腰痛に悩まされていたりすることがあります。

実際、骨ストレッチの講習会にもヨガで体を壊した方が参加することがありますが、体を柔軟にしたのになぜ痛むのか不思議に思うでしょう。答えを言えば、柔らかくなった体のパーツが連動していないからです。

本来、ヨガは呼吸などを取り入れることで体の連動性を確保し、豊かな身体感覚をゆったりと育てていくことに目的があったはずですが、型をこなすだけになってしまっているケースもあるということでしょう。

いま流行りの体幹トレーニングも同様です。

体幹トレーニングは、サッカー選手の間でも取り入れられることが多いようですが、いくら体幹部の筋肉を強化しても、連動性が高まる保証はありません。

これまで繰り返してきたように、**体の連動性を生み出していくカギは「筋肉」ではなく、「骨」にあります。**体の部位は骨によってつながっていますから、骨を動かす感覚が芽生えてくることで体が自在に動き出すきっかけが得られるのです。

私から見れば、サッカーの世界的なプレーヤーの多くは、体の骨組みを使って動く感覚にとても優れています。動作のコツ（骨）をつかんでいるため、それがプレーのセンスとなって現れるのです。

それに対して、総じて日本の選手は動きに滑らかさがありません。そう、筋肉ばかりで骨がうまく使えていないと感じられるケースが多いのです。

とりわけ気になるのは、地面を蹴るように脚力に頼って走るシーンが目立つことです。まさにこれが前章で述べた「地面に居着いた」状態であり、流れるようなプレーを遮断する最大の原因になります。

もちろん、居着く割合が強ければ強いほど体にも余計な負荷がかかり、ケガの割合も増えてくるでしょう。スランプに陥ってしまうのは、居着くことで、それまでできていた心地よい動きを見失ってしまうからです。

トップ選手が見せる動きには、その種の不自由さが見られないため、その競技に詳しくない人が見てもワクワクしてきます。勝ち負けを超える感動があり、それが競技の人気を支えている源泉にもなっているでしょう。

骨を自在に操るには、体をゆるませておくこと

たとえば、現代サッカーの申し子と言っていい、アルゼンチンのメッシやブラジルのネイマールの動きを見ていると、体の骨組みを巧みに利用した、居着かない動きにとても長けているのがわかります。

居着いていない、つまり地面に踏ん張っていないため、激しい動きをしているのに軽やかで、表情にあまり必死さがありません。

ネイマールの動きなどは、前章でお伝えした「酔っぱらいの千鳥足」に近く、脚力よりも体幹のしなやかさそのものが感じられます。

敵をかわすシーンなどは、変幻自在な印象がありますが、それは鎖骨を起点にくるりと体幹をターンさせているためです。彼の場合、まず鎖骨が動き、それにつられて体幹、そして足もとが動いているのです。

この「鎖骨を使う」という点では、陸上のウサイン・ボルトも同じ動きをしています。

ボルトは鎖骨を上下させせながら体幹をダイナミックに動かし、それにつられるように脚も繰り出されるため、私にはまるで鎖骨から2本の脚が伸びているようにも見えます。

陸上のセオリーにないこの鎖骨を使ったボルトの動きが、体格のまったく違うネイマールにも見られると言ったら、驚く人も多いかもしれません。でも、体の骨組みを見ていくと、そうした共通項が浮かび上がってくるのです。

体幹を使うことが大事であるといっても、骨組みが自在に操れることが大前提であり、そのためには体の硬化した部分を可能な限りゆるませておくことが求められます。それこそが、世界クラスの動きの基本となってくるのです。

トップ選手と言えども、ハードな運動を長く続けていれば少なからず筋肉の硬化が起こりますから、ゆるめることは必須です。

センスのいい施術家は骨組みの大切さを感覚的につかんでいますから、そうした人にマッサージやケアをしてもらうのも悪くありません。ただ、自己管理がうまくできていなければ、その効果も半減でしょう。

骨ストレッチは、自分自身で体の骨組みに働きかけることができるため、日常のコンディショニングにはとても役に立ちます。コツコツと体をほぐしていくことで、少々無理をしても疲れにくい、しなやかな動きが可能になってくるのです。

筋肉の発する力は筋肉量に比例しない

体幹は固めるのではなく、ゆるませたほうがいい――この考え方は、快適な日常を送るうえでもきわめて重要です。

ピンと来ていない人は、第一章で取り上げたイチロー選手の、「トラとかライオンはウエイト・トレーニングをしない」という発言を思い出してください。草原を疾駆するチーターのような野生動物を見ると、確かに腹筋などまったくないのに、体幹部がしなやかに、スムーズに動いています。

筋肉を固めてしまっていないからこそ骨が自在に使え、鎖骨、肩甲骨、肋骨、骨盤が連動し、動きにしなやかさが生まれるのです。

ネイマールも、メッシも、日本の選手と体つきは大して変わらないはずですが、素人目にも動きがまったく違っているのがわかります。それはなぜなのか？　こうした一流選手のプレーを見て不思議に思ったことはありませんか？

相手の力に対して力で対抗したら、力のあるほうが必ず勝ちます。体格が劣るのに華麗な動きができるプレーヤーは、それをスピードでカバーしている？　では、そのスピードはどのように出しているのでしょうか？

私たちは、筋肉を鍛えることでパワーやスピードを手に入れられると考えがちですが、そうした発想で鍛えるだけではトップレベルの動きは身につきません。

混同してしまっている人が多いのですが、「筋力」と「筋出力」はイコールではないのです。筋力は筋肉の量に比例しますが、筋出力はその筋力を発揮する力を指し、こちらは筋肉の使い方が関係してきます。

筋力が劣っていたとしても、筋出力＝筋肉の使い方に長けていれば、自在な動きが可能になってきます。

一般的には、細やかな動きにはインナーマッスル（深層筋）が欠かせないと言われていますが、インナーマッスルを鍛えるのは容易ではありません。

こうした筋肉の多くは遅筋と呼ばれ、ウェイト・トレーニングによって鍛えられる速筋のように肥大化させることはできないからです。

遅筋は体の内部にある、腸腰筋（大腰筋、腸骨筋の総称）をはじめとする、日常の身のこなしの中で必要とされる筋肉です。

ウェイト・トレーニングによっていくら筋骨隆々になっても、インナーマッスルが使えていなければ、かえって動きがぎこちなくなってしまいます。体を大きくし、筋力をつければ動きがよくなるわけではないのです。

それよりも家事をしたり、大工仕事をしたり……そうした日常の中の動作を通じ、合理的な体の動かし方を身につけていくと、インナーマッスルも自然と鍛えられ、筋金が入ってきます。

そうしたインナーマッスルのさらに根源にあるのが、インナーボーン（内なる骨）だと考えればいいでしょう。**コツ（骨）さえつかめば深層の筋肉も動き出し、日常生活の負担も軽減していくのです。**

こうした視点からサッカーの日本代表の動きを観察すると、そこには自由な動きを妨げているさまざまなポイントが見えてきます。

私がまず気になるのは、やはり太ももの前側の筋肉（大腿四頭筋）です。

日本代表クラスの選手であっても、この筋肉が肥大しているケースが少なくありませんが、骨が思うように動かせないと踏ん張って動くしかなくなり、結果としてこの筋肉が酷使されてしまいます。

なかには脚力をアップさせるため意識してこの筋肉を鍛えている人もいますが、私に言わせれば、大腿四頭筋は「大腿死闘筋」です。

ブレーキの筋肉なのですから、ここばかりが酷使されるということは、アクセルを踏みながらブレーキをかけるようなものだと述べました。鍛えれば鍛えるほど軽やかな身のこなしが制限され、死闘を強いられることになります。

筋肉をリラックスさせると、不安定さに対応できる

大腿四頭筋が肥大化してしまうような体の鍛え方がいかに不合理なのか？　たとえば、綱渡りのシーンを思い浮かべてください。

長い棒を水平にして持ち、「やじろべえ」のように左右にゆらゆら揺れながらバランスを取って渡っていくでしょう。

体操選手が平均台の上を歩く場合もそうだと思いますが、このバランスは、体をピンと棒のように固めてしまうと保てません。

筋肉の鎧をまとうということは、倒れまいとして緊張し、体をコチコチに固めて綱や平均台の上を歩こうとする状態に似ています。この力んだ状態というのは、両足で地面を踏ん張り、大腿四頭筋が酷使された状態と重なり合います。これではバランスを取ろうにもとれず、すぐに落ちてしまうでしょう。

筋肉は極力リラックスさせ、骨組みで体が動かせるからこそ、このゆらゆらに対応する

ことができるのです。緊迫する場面では、意識を集中させる必要はありますが、それが過緊張を生み、体が硬直してしまっては意味がありません。

人は倒れそうになると、安定しようとして体を緊張させてしまいますが、これがかえってバランスを崩す結果につながります。怖いと身構えてしまうことで平静を失い、ミスを犯すことになるのです。

こうした人は、とかく安定することばかりを求めたがりますが、じつは不安定であることが害を及ぼしているわけではありません。そもそも、実際にグラグラ揺れて怖がっているのは、体ではなく心のほうでしょう。

体の重さを利用して前傾姿勢で走ることも、こうした「不安定の中の安定」を生み出すための体の使い方にほかなりません。

サッカーや陸上競技ではピンと来ないという人は、スキーやサーフィンなどのシーンを思い浮かべてください。

どちらも不安定な状況の中で、いかにバランスを取るかが求められるはず。**まさに不安定の中の安定――この感覚を極めていくことが、特有のスリル感、楽しさや心地よさにつながっていると言えるのです。**

すべては諸行無常。崩れながら動くのが、自然の本来の姿です。

私たちの脳はそれを怖いと感じてしまうため、むしろ崩れまいとして抵抗をし、自然な動きを妨げる結果を生み出します。

恐怖からもっと体を解放し、不安定に身をゆだねる、そう、骨身にまかせる――そこに身体感覚の世界が広がっているのです。

なぜ、カッコ悪いフォームがプラスに作用するのか

ここまで、自在に体を操るためのカギである「居着かない動き」について取り上げてきましたが、筋力や体格などのフィジカルに依存しすぎないためには、もう1つ、「体の重さ」を利用することも重要です。

ここでは、メッシの動きから解説してみることにしましょう。

私が彼のプレーを見て真っ先に感じたのは、独特な腕の使い方です。試合の映像を見ていくと、両腕が体の前方で動いていることが多いのです。

まるで「欽ちゃん走り」のように両腕を前方でブラブラさせながら、どこかチョコマカと走っている印象があります。

その意味では決して格好よくはありません。お手本になるようなフォームとはとても言

えないはずですが、現実には世界一とも称される華麗なパスまわしでゴールを量産し、トップの名をほしいままにしてきたわけです。

では、その格好のよくないフォームが、なぜプラスに作用しているのでしょうか？私の過去の著書を読んだ人の中には、マラソンの高橋尚子選手の走りをオーバーラップさせた人もいるかもしれません。

高橋選手もまた、腕を「でんでん太鼓」のように左右にブラブラさせる独特な走り方で世界のトップに君臨してきました。

フォームこそ違いますが、二人に共通しているのは「腕を前方で振ることで、体の重さをさらに有効活用している」という点です。

でんでん太鼓のたとえで言えば、柄の部分が体幹、玉のついたヒモの部分が両腕にあたりますから、体幹主導で体を動かせば腕も勝手に振られていきます。つまり、動力源である体幹をフル活用できていたからこそ、腕振りに頼らない、無尽蔵のスタミナを誇った走りが可能になっていたのです。

メッシにしても同様です。身長１６９センチ、体重67キロと、体格は決して恵まれていないにもかかわらず、あれだけの結果を残しているのは、体の重さを有効活用する術に長けていたからでしょう。

前方で腕をブラブラさせているのは、自然にそうなったというのが正しいところだと思いますが、その結果、体の重さも利用できるようになった。そのほうがうまくプレーできることがわかり、それが定着した。

あるいは、チョコマカと走っているとお伝えしたように、地面に踏ん張らず、あまり脚力に頼っていないのもわかります。これも、そのほうがうまくプレーできるから、プレースタイルとして定着したのでしょう。

誰に教わったわけでもなく、自分自身で動きやすい体の使い方を見出していった、こうしたセオリーにとらわれない彼の卓越したセンスが世界的なプレーヤーに押し上げる原動力となっていったと言えるのです。

日本人選手も変わってきた!

ただ、一流のプレーヤーであっても、こうした体の使い方のコツを客観的にとらえられている人はまれでしょう。

そもそも、体幹の重要性が語られる場合でも、ゆるめたほうがいいと考える人は少なく、背筋をピンと伸ばし、体幹をまっすぐな筒のように固めて走る姿がイメージされることが多いのではないでしょうか？

こうしたフォームを続けていると、要となる体幹のしなやかさが思うように得られません。生まれついて体が丈夫であれば、まさにフィジカルの強さで補って当たりの強さがキープできるかもしれませんが、それでは、世界のトップの動きになかなかついていくことはできないでしょう。

たとえば、日本代表のエース的存在である本田圭祐選手は、前回のブラジル大会後、自らのホームページに一次リーグ敗退が決まったコロンビア戦を振り返りつつ、敗退の理由は身体能力（パワー）の差であったと記していましたが、パワーの差だというのなら、メッシの強さ、うまさについてどう説明するのかという話になります。

本田選手も素晴らしい才能を持っていますが、「効率のいい体の使い方」という点については、まだまだ大きなポテンシャルを秘めているということでしょう。

もちろん、彼を含め、これまでの発想では何も変わらない、世界一流のプレーに近づけないと感じる日本人選手は増えてきていると感じます。

Ｊリーグ屈指のドリブラーである横浜Ｆ・マリノスの齋藤学選手は、トレーニングに骨ストレッチを取り入れることで、体の重さを利用した居着かない動きが試合でもかなり発揮できるようになりました。

２０１５年のシーズンを大きな故障もなく乗り切り、キャリア最高の７ゴールを挙げ、日本代表を再びねらえる位置にいます。

齋藤選手は、筋力アップを図った時期もあったようですが、筋肉量が実動作に結びつかないことに気づき、逆に無駄な筋肉を削ぎ落とすことでシャープな動きを身につけました。海外でのプレーも視野に入れ、今まさに世界のトップクラスにも伍すことができる骨身にまかせた動きを習得しているところでしょう。

体をゆるめ、心をゆるめる

また、体幹トレーニングを積極的に取り入れてきたことで知られる長友佑都選手も、雑誌のインタビューで次のような興味深い発言をしています。

「イタリアで気づかされたのは、鍛えて固めるトレーニングだけでは通用しないということです。固いものって、より強い負荷がかかるとポキンと折れてしまうじゃないですか。（中略）固めるだけじゃなく、緩める要素というものを意識しなければならないと強く思うようになりました」（２０１５年１月刊行「Number DO」Vol.19より）

イタリアのトップチームであるインテルで長く活躍する長友選手ですが、体の骨組みを活用できるようになったら、まだまだ成長していけるでしょう。

体をゆるめ、心をゆるめることで実力が発揮しやすくなる――ここ数年、日本でもこうした発想のできる人が増えてきているのを感じますが、そうした意識の変化がサッカーにも反映されているということかもしれません。

ちなみに、日本の歴代のサッカー選手の中で、骨組みを動かす感覚をうまくつかんでいたのが、イタリアに渡った当初の中田英寿選手です。

ペルージャやローマで活躍していた頃の彼の動きを見ていくと、上体が猫背気味に丸まっており、体幹部がゆるんでいたことがわかります。体幹が固まっていなかったため、肩甲骨と骨盤が連動した、しなやかな動きができていたのでしょう。

体の重さも十分に利用できていましたから、相手の強い当たりがあってもバランスを崩さず、体幹のしなやかさがキラーパスに結びつきました。

その後、思うように結果が出せなくなったのは、フィジカル強化に取り組み、体幹を固めてしまったことが大きかったかもしれません。

若くして引退してしまったのも、一番動けていた時のプレーが再現できなくなってしまったからなのでしょう。

そう思うと、何やら残念な気がしてきますが……。

重要なのは体の内部に意識を向けること

フィジカルを強化し、パワーアップを図ることで、かえって身体感覚を退化させてしまっている――私自身、「筋肉」から「骨」の世界にシフトしていく中で、その弊害を嫌というほど感じてきました。

これは、取り入れているトレーニング法が正しいかどうかという問題にとどまる話ではありません。そこには体を動かす当人の発想や意識のあり方が深く関わり合っています。

大事なのは、体の内部にたえず意識を向けること、イメージをすることです。

意識を向ければ向けるほど、体の内部の動きが的確にとらえられるようになり、骨組みが動いているという実感も生まれていきます。

私の中にこうした意識が芽生えたのは、かつて師事していたS氏から、「仏像の写真を見なさい」とアドバイスされたことが大きかったと思います。

最初の頃に興味を持ったのは、仁王像でした。写真集に載っていたその姿からは、今にも動き出しそうな躍動感が伝わってきます。

静止しているはずの仁王像が、そこまでイキイキと見えるのはなぜなのか？

この当時、S氏との会話で印象に残っているのは、「仏師たちは、仏像の体の内部の動きを実際に感じていたはずだ。そうでなければ、あれだけイキイキした像が作れるはずはない」というものです。

仏師たちは、現代の我々とは比べ物にならないくらい、この内部を感じる力を持っていたのではないか？　もちろん、そんな仏師のお眼鏡にかなうような優れた身体感覚を持ったモデルも存在していたはずでしょう。

このあたりは想像の世界の話でしかありませんが、私の中で体の内部の動きを感じとる「内観力」が芽生えてくることで、モデルの身体感覚を凝視する匠たちの姿が浮かび上がってくるようになりました。

内観力が身についていくことで、前述した武術の世界にも自然と興味を持つようになっていったのです。

体格差のあるプロを凌駕する古武術の動き

スポーツと武術——体を使うという点は共通していますが、その使い方がまったくと言っていいほど異なっています。

私の場合、武術研究者の甲野善紀氏の稽古会に繰り返し参加し、氏の動きをひたすら凝視する中で、それが深く実感できるようになりました。

稽古会には、お忍びのような形で有名スポーツ選手、格闘家などが参加していることも珍しくはありません。

甲野氏は身長170センチ、体重65キロと、決して大柄でないにもかかわらず、こうした異分野の人たちと手合わせをし、自分より体の大きい柔道選手や力士などの体勢をラクに崩すことができます。

甲野氏の場合、「この手の形をこう変えることでこういう動きができる」といったように、1つひとつ解説しながら動作するので、相手を心理的に幻惑したり、場の雰囲気で従わせたりする要素がまったく見られません。

たとえば、腰を下ろして正座し、床に片方の手のひらをつけた状態で、自分よりも力の強そうな人に全体重を乗せて手を押さえられたらピクリとも動かせないでしょう。

しかし甲野氏は、その状態でまず手の効果的な使い方を解説し、そのうえで背中を丸めるようにして相手をゴロンと引っくり返してしまいます。

「押さえられた腕の力だけで対抗しようとするから、力が出せない」
「たとえ小柄であっても体幹から動けば、かなりの力が発揮できる」

こうした話を淡々とされるわけですが、それが理屈でわかっても、実際に目の前で見せられるとほとんどの人は驚くはずです。

あるいは、サッカーの試合で選手同士が背中合わせになった状態から、ボールを持った側がパッと反転して抜き去るシーンを見たことがあるでしょう。

もちろん、その選手が地面に居着いてしまっていれば、パッと反転したつもりでも相手にいとも簡単に止められてしまいます。ところが、甲野氏は同じようにサッカー選手と背中合わせになり、相手が意識して防御していた状態であったとしても、事も無げにパッと反転することができます。

相手がプロのサッカー選手、ラグビー選手であっても同様です。私の言葉で表現するならば、それはまさに「鎖骨を使って自在にターンしている」動きそのもの。まさに骨の使い手と言うほかありません。

このレベルの動きをいきなり身につけることは難しいと思いますが、ダブルTの立ち方、歩き方などを体で覚え、骨ストレッチで関節の可動域を広げていくことで、少しずつ軽やかな身のこなしに変わっていきます。

猫背を直す、心地いい座り方とは

サッカー選手であろうと、ほかのスポーツ選手であろうと、日常の中の身のこなしの延長がプレーに現れます。

練習さえしっかりしていれば、華麗なプレーができるわけではありません。

もちろん、どんな仕事であっても同じことが言えます。日常の立ち方、歩き方から見直す必要があることはすでに述べましたが、デスクワークが多い人にとっては座り方も重要になってくるでしょう。

パソコンの画面をずっと眺めている状態が続くと、肩の両側が内旋していき、次第に猫背になっていきます。こうした姿勢の崩れは肩や首のコリ、眼精疲労や頭痛の原因になるほか、胸が圧迫されるため呼吸が浅くなります。慢性化することでストレスがたまっていき、気持ちもネガティブになってしまいます。

猫背を改善したい人は、まずイスに座る前にダブルTで立ち（35ページ）、そのままストンと腰を下ろすようにしてください。

無理にいい姿勢をつくろうとしなくても、これだけで無駄な力が抜け、心地よい座り方が身につきます。そのうえでこまめに「手のひら返し」（口絵⑭ページ）を行い、肩まわりの硬直をやわらげましょう。

骨ストレッチのエクササイズの中では、デスクワークの合間に手軽に行える「手首首まわし」（口絵⑥ページ）、「肘首まわし」（口絵⑦ページ）、「手首体側伸ばし」（口絵⑪ページ）がおすすめです。

このほかに、「鎖骨ひねり」（口絵⑫ページ）や「手首肩甲骨ストレッチ」（口絵④〜⑤ページ）も、イスに座った状態で行えます。これらのエクササイズも上半身の緊張をほぐし、こわばった首や肩の可動域を改善してくれます。

122ページに、初めての人に向けた骨ストレッチの「1分間メニュー」を紹介しています。やり方さえ覚えれば、わずか1分でも体の硬化は十分改善できますから、ぜひトライしてください。

骨を刺激して全身をほぐす、セルフマッサージ法

ここまで紹介したエクササイズだけでも十分に効果的ですが、もう1つ意識してほしいのが**顔のほぐし**です。

ストレスがたまった時、顔をしかめた状態になりますね？

顔をしかめるということは、目のまわりの筋肉が緊張した状態でもあるわけですが、この奥には蝶形骨（ちょうけいこつ）という骨があります。

その名の通り、蝶の形をした骨なのですが、顔をしかめると、この骨も一緒に硬化してしまうのです。顔の中央部にあるため、ここがこわばっていると表情そのものが硬くなると言い換えてもいいでしょう。

それだけではありません。蝶形骨は背骨を介して骨盤の中心にある仙骨につながっているため、蝶形骨が硬直するとその影響は全身に及びます。表情がこわばると、顔のみならず体全体が緊張してしまうのです。

このように見ていくと、蝶形骨のほぐしが顔のみならず、全身のほぐしにつながっていくことがわかるでしょう。

そこでおすすめしたいエクササイズが、「肘蝶形骨まわし」（口絵⑯ページ）です。

まず親指と小指で同じ側の耳の中ほどを押さえ、反対側の親指と小指で耳を押さえた側のヒジのグリグリを押さえるようにしてください。

あとは、このままゆっくりと腕をまわすだけです。顔は正面に向け、押さえたヒジを起点にしてゆっくりとまわしていくと、顔のこわばりがほぐれ、首や肩のコリもとれていくため、自然と笑顔が生まれます。

もちろん、顔以外のこわばった箇所を、こまめにほぐしていくことも大切です。50ページで拳のギザギザした部分を使って肋骨の一帯をマッサージすることをおすすめしましたが、同じ要領で体のあちこちをグリグリさせ、硬化した体を少しずつ解きほぐしていきましょう。

特におすすめしたいのは、手の指の根元にある手根骨(しゅこんこつ)の一帯です。

手の甲をほぐす機会は滅多にないでしょうから、その分、硬化が進んでいる可能性があり、軽い痛みを覚えるかもしれません。胸に手のひらを当てて、上からグリグリするとマッサージしやすいでしょう。

この「手根骨ほぐし」(121ページ)と同様、足の甲もほぐしていくと、足にかかっていた負荷がとれ、とても歩きやすくなります。

デスクワークで腰に疲れが出やすい人は、親指を折り曲げた先端の部分で「腰ほぐし」(121ページ)を行ってみるのもいいでしょう。

体にたまったサビをとり、骨が自在に動かせる状態をつくることが、自分の能力を発揮させていく土台になります。職場や家庭などでハードワークが続く時ほど、こうしたほぐしを積極的に取り入れることをおすすめします。

手根骨ほぐし

手根骨は手の指の根元にある骨の総称。パソコンなどを使いすぎると、この一帯が特に硬化しやすくなるので、拳のギザギザした部分でグリグリとマッサージしてください。慣れてきたら手の甲一帯もグリグリしていきましょう。

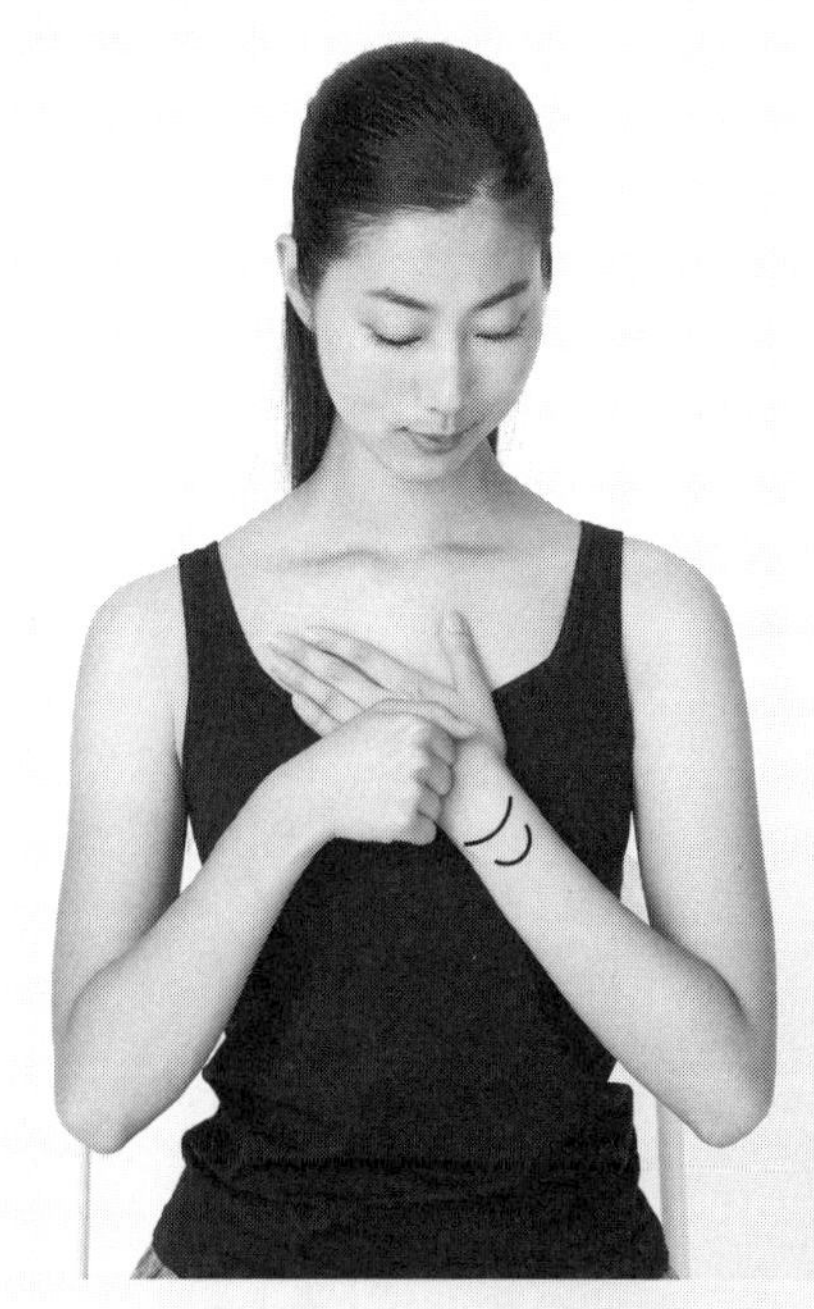

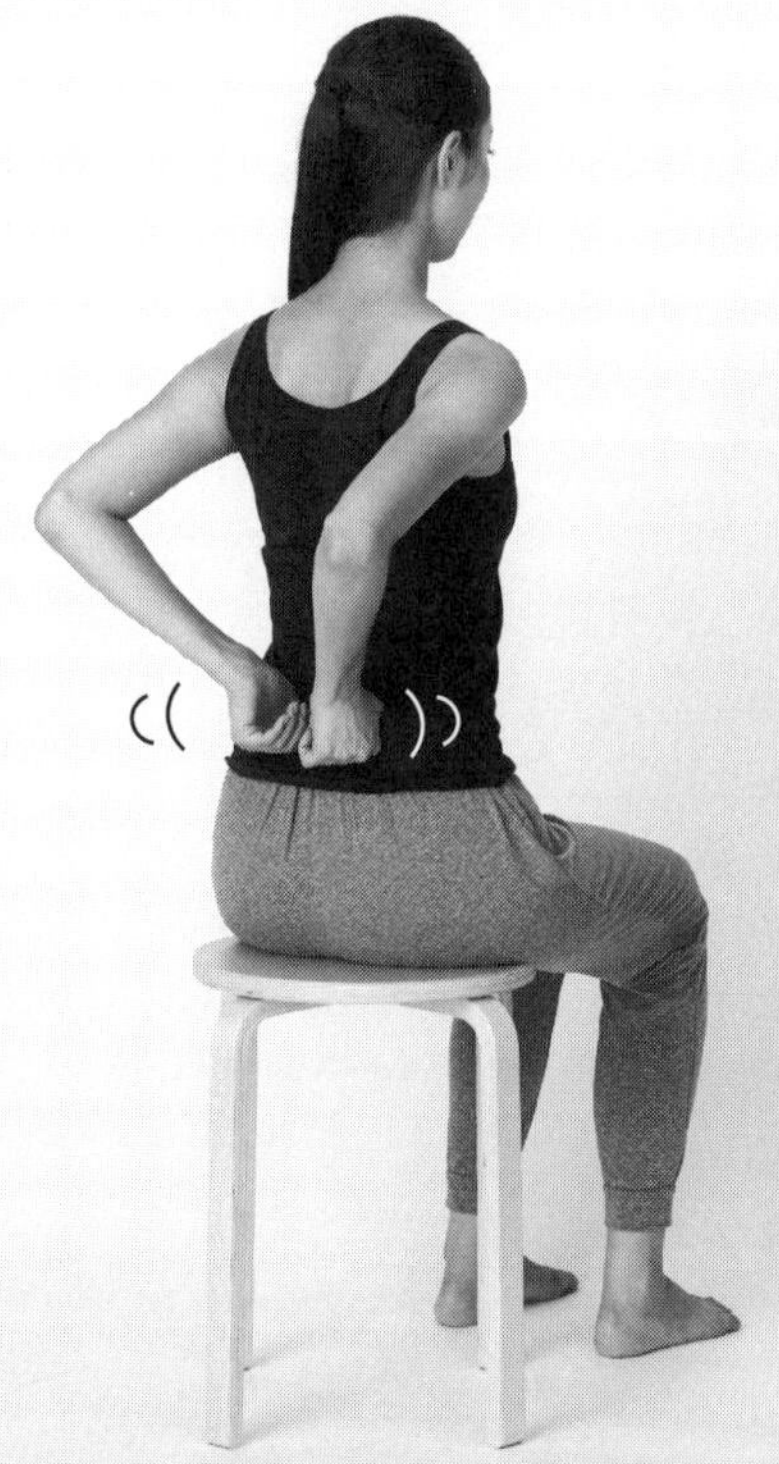

腰ほぐし

デスクワークで腰に疲れが出やすい人には、特におすすめ。イスに座り、腰の後ろ側に両手を当て、親指を折り曲げた先端の部分で腰の一帯を押すようにもんでいきます。コリや痛みを感じる場所を重点的にほぐすといいでしょう。

自宅でも職場でも手軽にできる！

骨ストレッチ

おすすめ1分間メニュー

骨ストレッチの特徴は、すぐに覚えられ、いつでもどこでも簡単に実践できること。ここでは初めての人におすすめの「1分間メニュー」を紹介します。

やり方さえ覚えれば、わずか1分でも体がしっかりほぐせ、気分転換にもなります（すべてイスに座ったままでできます）。慣れてきたら時間にとらわれず、本書で紹介したエクササイズに自由にトライしてください。

手首ブラブラ

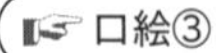
☞口絵③

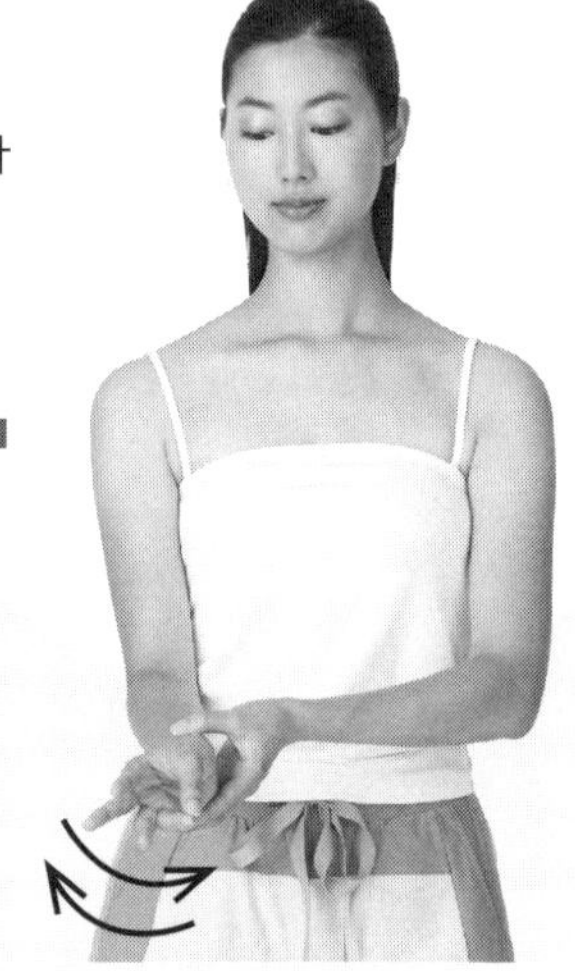

※手を替えて
左右7回ずつ

手首首まわし

☞口絵⑥

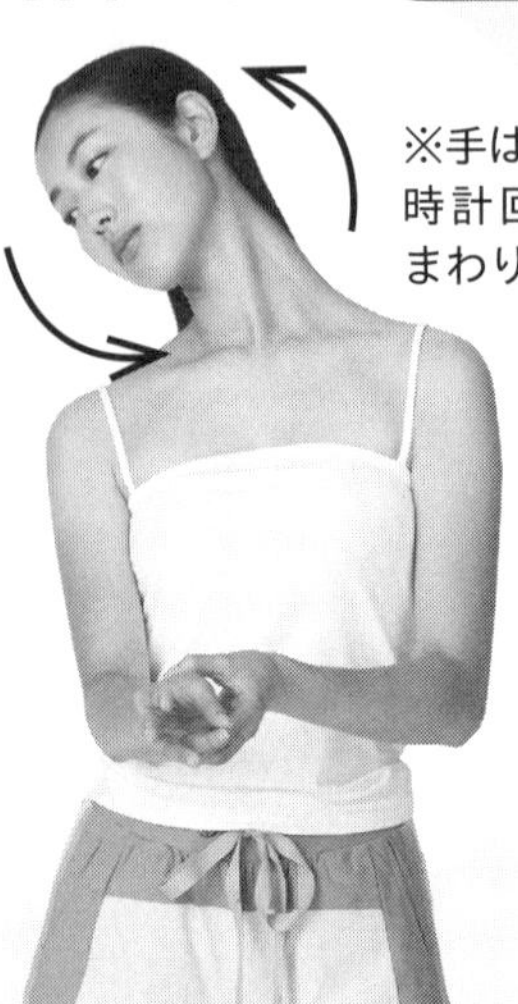

※手は替えず
時計回り・反時計まわりに7回ずつ

手首体側伸ばし

☞口絵⑪

※手を替えて
左右7回ずつ

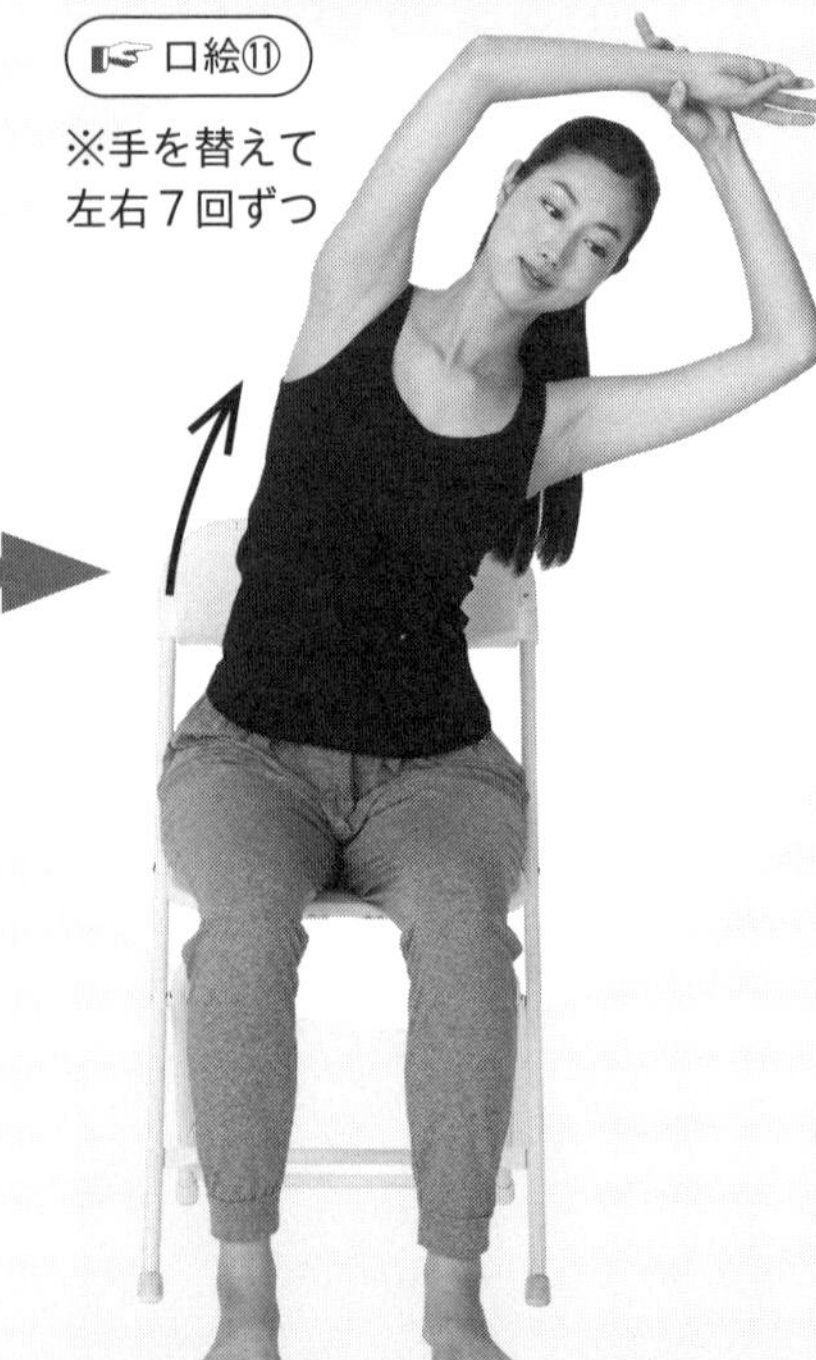

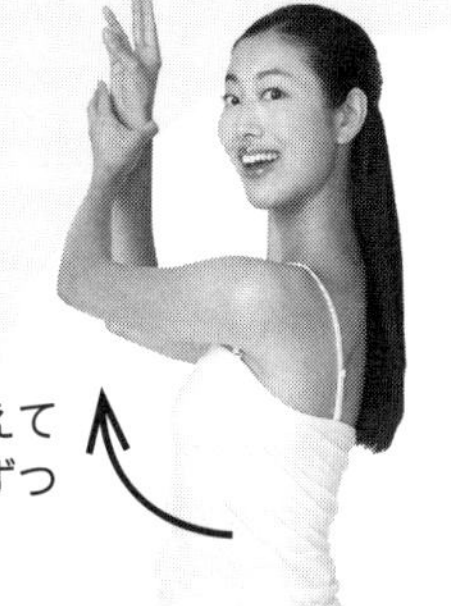

手首肩甲骨ストレッチ

☞ 口絵④-⑤

※手を替えて
左右7回ずつ

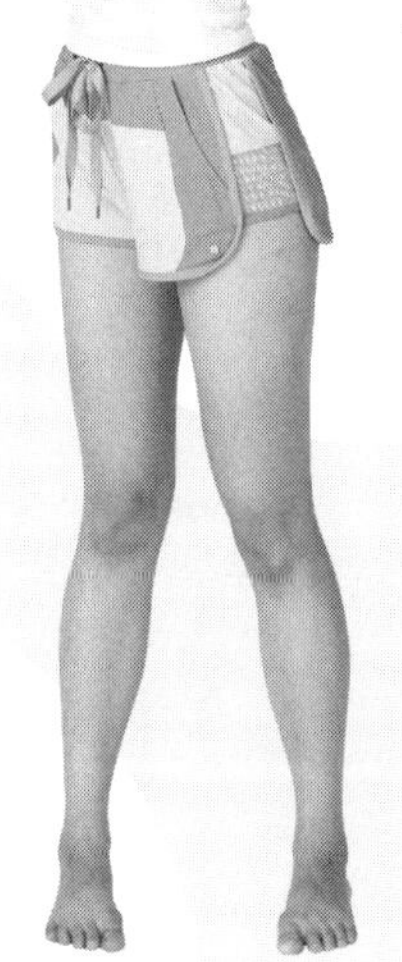

鎖骨ひねり

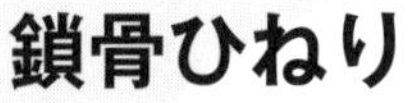

☞ 口絵⑫

※7回ひねる

無理せず、ゆっくり行いましょう。

第四章
頑張らないほうが力が出せる

BONE STRETCH

すべての基準は、心地いいかどうか

私は骨ストレッチを通して、従来のスポーツや体育の常識とは異なるアプローチで心地よい体の動かし方を提案しています。

従来のスポーツや体育とは異なるのは、具体的にどんな点でしょうか？

・ストレッチをすると、体がかえって硬くなりやすい。
・筋力トレーニング、ウェイト・トレーニングは必ずしも必要はない。
・必要以上に栄養を摂り、体を大きくする必要はない。
・負荷のかかるつらいトレーニングを、我慢して続ける必要はない。

こうして挙げていくと、ないないづくしで、「あれはダメ」「これはいけない」というネガティブな話になりかねませんが、私の中には既成のトレーニング法を批判したり、否定したりする強い思いがあるわけではありません。

大事なのは**「自分の体の声を聞く」**ということです。

骨ストレッチの講習会でも、ただエクササイズを教えるだけでなく、行ったあとに腕をまわしたり、歩いたり、前屈したり……自分自身で体の変化を感じ、効果があるかどうかを判断してもらっています。

もちろん、従来のストレッチについても同様に体の変化を感じてもらい、骨ストレッチの場合と比較してもらうようにしています。そのうえで、従来のほうがいいというなら、それはそれでかまわないのです。

こうしたチェックを入念に行っているのは、どちらが正しいのかという答えが、客観的に存在しているわけではないからです。

どんなことであっても、自分自身が判断し、自分の意思で、自分にとっての正しさを見つけていく必要があります。それは、頭で考えた理屈に従うことではなく、心地よいかどうかを基準にするということを意味します。

他人が科学したものを信じてきた時代から、自分が体感して納得したことを信じる時代に、世の中は今、大きく変わりはじめています。

医療、教育、スポーツ、介護……。いろいろな分野で価値観が大きく変わろうとしているのを感じている人も多いと思いますが、そんな時代に唯一の拠りどころとなるのが、私たち一人一人の体の声なのです。

第一人者も認めた非常識な効果

前述したように「非常識」なエッセンスがたっぷり詰まった骨ストレッチですが、最近では興味を持つ人が増え、これまでは考えられなかったさまざまな分野のスペシャリストとご縁をいただけるようになってきました。

私にとって感慨深かったのは、ランの指導の第一人者である金哲彦氏との対談が雑誌で実現したことです。金氏は骨ストレッチに興味を示され、この本でも紹介した鎖骨の使い方をめぐって話が大いに盛り上がりました。

松村　今度は鎖骨を小指、親指で挟んだまま、僕のほうへ走ってきてもらえますか？

金　（30メートルほど実際に走る）うん、重心移動がスムーズですね。ちょっと面白い。いろいろな場面で試してみたくなりましたね（笑）。

松村　まだ研究途中の身ですが、体幹部の骨を動かすことが、ランニングだけでなく様々なスポーツで最大のパワーを生み出すと考えています。

金　いや、本当に面白い。僕は今50歳なんですが、どうしても加齢とともに筋力は落ちて

くるんですね。明日フルマラソンといわれたら走れるんですけど、スピードが出しづらい。でも、鎖骨がヒントになって、まだまだ速くなれそうです!

（2015年1月刊行「Number Do」vol.19 2015より）

ランニングの世界でカリスマ・コーチとして知られる金氏が、撮影の合間に鎖骨を押さえて楽しそうに走っているのを見て、うれしい思いが湧いてくるとともに、「時代は変わったなあ」とつくづく感じたものです。

ただ、金氏のように柔軟な発想ができる方はまだまだ少なく、現実には不合理なトレーニングの弊害に気づかないまま思うようなパフォーマンスができず、ケガに見舞われてしまうケースは珍しくありません。

これまでランニングやサッカー、野球などについて取り上げてきましたが、古い常識に縛られ、伸び悩んでいる競技はほかにもあります。その筆頭がゴルフだと言ったら、驚く人は多いでしょうか?

この章では、心地よい体の使い方を取り戻すヒントとして、しばらくゴルフの話をしていきたいと思います。

ゴルフで最も大事なのは、心地よいスイング

ランニングと同様、日本には1000万人以上の愛好者がいるといわれるゴルフですが、不思議なことに、海外のマスターズや全米オープン、全英オープンなどの常連になる選手はほとんど皆無と言っていいのが現状です。

人気選手である石川遼選手にしても、成績のアップダウンが激しく、悪戦苦闘する姿が目立ちます。かつて「ハニカミ王子」と呼ばれた頃の笑顔があまり見られなくなっていますが、原因はどこにあるのでしょうか？

ゴルフをするうえでも、最も大事になるのは心地よさです。

体幹をダイナミックに使った、心地よいスイングができているからこそ飛距離も伸び、それが結果にも、競技としての魅力にもつながっていく――それがあるべき姿のはずですが、プロアマ問わず、ゴルフを長く熱心に続けている人ほど体の痛み、ケガを抱えているケースが多いのが現実です。

たとえば、休日にコースを回るとクタクタになって、翌日以降に疲れが尾を引いてしまう。あるいは、打ちっぱなしに熱心に通うことで、腰や膝を痛めてしまう。そんな経験を

したことがありませんか？

こうした体の痛みや疲れの最大の原因は、スイングのフォームにあります。

ごく一般的なゴルフスイングでは、他の競技と同様、「地面にしっかり踏ん張って立つ」ことがすすめられているでしょう。

なかには「足の指で地面をつかむくらい踏ん張るのがいい」と指導するケースもあるようですが、これでは足の親指から太ももの前側にかけてのパワールートが酷使され、体のバランスが崩れてしまいます。

ゴルフをする機会があったら、スイングをしたあとに腰をまわしてみてください。腰の一帯が鉛のように重く、うまくまわせなくなっているのに気づくと思います。

たった1回で腰の動きが鈍くなるくらいの負荷がかかってしまう、そんなスイングを続けていて心地よさは得られるでしょうか？

また、ゴルフのスイングでは、体が流れてしまうのを避けるため、右打ちであれば左側の体側に「壁をつくる」ことが重視されています。

でも、これまで解説してきたように、これも地面への踏ん張りを強化し、体にさらに負荷をかけてしまう行為と言えます。

実際、壁をつくることを意識してスイングをしたあと、それぞれの腕をまわしてみると、肩の可動域がかなり狭くなっていることに驚かされるはず。もちろん、より強く踏ん張るため、膝や腰への負担も増すでしょう。

肩や腰が重くなるスイングには疑問を持とう

踏ん張って立つことも、壁を作ることも、ゴルフでは当たり前のように広まっていますが、じつは体は悲鳴をあげているのです。そんな状態でホールをまわったら、体にどれだけ負担がかかるでしょうか？

また、スイングの際に無理やり体をねじることも問題です。

一般的に、ゴルフではクラブを振り上げる際に体をしっかりねじることで、クラブのヘッドスピードが加速すると考えられています。

しかし、いくら体をねじって力強くスイングしたところで、上半身と下半身の力が相殺されるため、飛距離につながることはありません。

好不調の波というのは、体の使い方が悪ければ誰であっても起こるものです。

多くの人は、体の使い方のコツがつかめていないため、プレー以前に、調子を整えることに四苦八苦してしまいます。

生まれつきセンスのいい人は、そうした体の使い方のコツを感覚的につかみとっているわけですが、もっと上達しようと考え、体に合わないトレーニングをすることで、その感覚が失われてしまうこともあります。早熟の天才が大成しなかったり、未完の大器と呼ばれ続け、実力を発揮しきれずに終わったりするのはそれゆえでしょう。

いずれにせよ、迷ってしまった時に意識すべきポイントは「心地よさ」です。

いつの間にか笑顔が消えてしまっている自分に気づいたら、思わず笑顔になれる、そんな心地よさを取り戻すようにアプローチしていくことが大切です。

ゴルフの場合も、思うようなスイングができなくなったら、心地よいスイングとはどんなものか問いかけてみてください。

地面を踏ん張ること、体をねじること、筋力を使って思い切り打つこと――今までいいとすすめられてきたことが心地いいと感じられるのであれば、そのまま続けてもかまいません。でも、スイングしただけで肩や腰が重くなり、腕が思うようにまわらなくなってしまう現実に気づいたら、そこで疑問を持つべきです。

違和感があるのなら、それを可能な限りやめてしまい、代わりにまったく反対の動作を取り入れていけば道は開けてきます。

ゴルフに当てはめてみるならば、地面に踏ん張らない、体をねじらない、いたずらに筋力に頼らない――この本で解説してきた体の使い方を、そっくりそのままスイングに応用してみると、プレーの質が一変するはずです。

骨ストレッチ・ゴルフスイングで飛距離がのびる

私はそうした従来のセオリーとは異なる発想から生まれた打ち方を、「骨ストレッチ・ゴルフスイング」と名づけ、多くの人に指導しています。

これまで紹介してきた骨ストレッチのエクササイズと同様、まさに非常識な内容なのですが、この方法をゴルフスイングに取り入れることで、ほとんどの人が飛距離を伸ばし、ヘッドスピードを更新しています。

なかには、ほんの数回指導しただけでコツをつかみ、短期間のうちに300ヤード（約275メートル）飛ばせる人も出てきているほどです。もちろん、体に余計な負担をかけないため、あちこち痛むこともありません。

この「骨ストレッチ・ゴルフスイング」においても、大事なのは体の骨組みです。

踏ん張らないスイングをマスターするには、ダブルTの立ち方（35ページ）を覚えるだけでも十分に効果的ですが、ここでは踏ん張らないほうがなぜ飛距離が出せるのか、もう少し踏み込んで考えてみましょう。

まず、脚を肩幅くらいに広げ、スイングのポーズをとった状態で、「薄氷の上に立った状態」をイメージしてください。

踏ん張ったら氷が割れて、水の中に落ちてしまいますから、イメージしただけで体の力が抜け、立ち方が変化するのがわかるでしょう。

まさにこれが「居着かない動き」にあたるわけですが、あまり難しいことを考えず、そのイメージのままスイングしてみてください。

ただスイングの真似ごとをするだけでかまいません。1回スイングしたあとに腕をまわしてみると、とてもスムーズにまわることに気づくはずです。これだけでピンと来ない人は、地面に思いっきり踏ん張った状態でスイングしたあとに腕をまわし、両者を比較してみると違いがわかるでしょう。

もちろん、実際にクラブを使ってスイングすれば、よりハッキリ感じられるはずです。高度なテクニックを学ばなくても、ただ踏ん張らないように心がけるだけで無駄な力が抜け、心地よいスイングができるのです。

野球のスイングにも、テニスのスイングにも同じことが言えますが、その動作をすることで体が心地よいと感じるかどうか？　理論を離れ、この点に目が向くようになると、これまでの常識が一変していきます。

ゴルフに熱心に取り組んでいる人ほど、これまでの理論にこだわってしまいがちですが、「ラクに立つ」ことがボールを遠くに飛ばす一番の基本なのです。ある程度フォームを整えることも必要になりますが、踏ん張るのをやめるだけでも体幹がゆるみ、上半身と下半身が連動しやすくなります。

あれこれ難しく考えてスイングしていたことが嘘のように、会心のスイングが体感できるようになっていくでしょう。

「いかに頑張らないか」が体のバランスを整えるコツ

あなたがもしこうしたやり方に抵抗を感じてしまうのだとしたら、頑張ることに価値を感じてきたからかもしれません。

頑張ることはいいことのように思われがちですが、頑張るほどに体は緊張し、心地よさからは遠ざかります。**いかに頑張るかよりも、いかに頑張らないか。心地よい動きを手に入れるために、まず問うてほしいのはこの点です。**

頑張らないといっても、もちろん、するべきことをせずに怠けたり、いい加減に振る舞ったりすることをすすめているわけありません。「骨身にまかせる」ことの重要性について述べてきたように、体の芯になる骨を意識することで、筋力は最小限ですむようになる、だからラクに動けるということです。

こうした話がわかっても、あなたがつい頑張ってしまうのは、ハッキリとわかる手応えがほしいという欲求があるからでしょう。

でも、それは頭の中の欲求にすぎず、体の声とは違います。あなたの体は頑張ることよりも、ラクに動けることを望んでいるからです。

何かを習得したり、目標を達成したりする過程では、コツがつかめずに暗中模索することもありますから、そこではどうしても頑張ることが求められます。それを努力と呼ぶ場合もあるでしょう。

その努力を乗り越えて成功することで、努力を尊いと感じることもあるかもしれませんが、**努力そのものより努力の過程でつかんだことのほうに意味があるのです。それが曖昧なままだと、また同じ苦労が強いられてしまいます。**

最近では、マッサージでも整体でも、強く圧力をかけるやり方は敬遠されるようになってきているといいます。強く揉んだり、関節をバキバキ動かしたりしたほうが効きそうな気がしますが、私たちの体はとても精妙にできています。

強いマッサージに喜んでいるのは脳だけで、体は嫌がっているかもしれません。実際はそれほど強い負荷は必要ないのです。頑張って力をかけるのをやめ、最小限の力ですませたほうが体のバランスは整いやすいのです。

骨ストレッチでも、頑張って力を入れることを要求するエクサイズは一切ありません。人生の中でつねに力み、物事を強引に動かそうとしてきた人ほど戸惑いますが、現実にはそのほうが体がほぐれ、動きやすくなります。そこに発想の転換の本質があることに、まず気づく必要があるのです。

不安定な状態でもリラックスして立つ

頑張らないほうが力が出せる——なぜそう言えるのか、ここでは前章でお伝えした「不安定の中での安定」という言葉を思い出してください。

平均台の上でバランスをとっている状態について解説しましたが、ゴルフのスイングに求められるのもまさにこの感覚です。

私がゴルファーを指導する場合、半円形のストレッチ用ポールを逆さにして床に置き、その上に立つことをすすめます。

「踏ん張らずに立つ」ことが大事

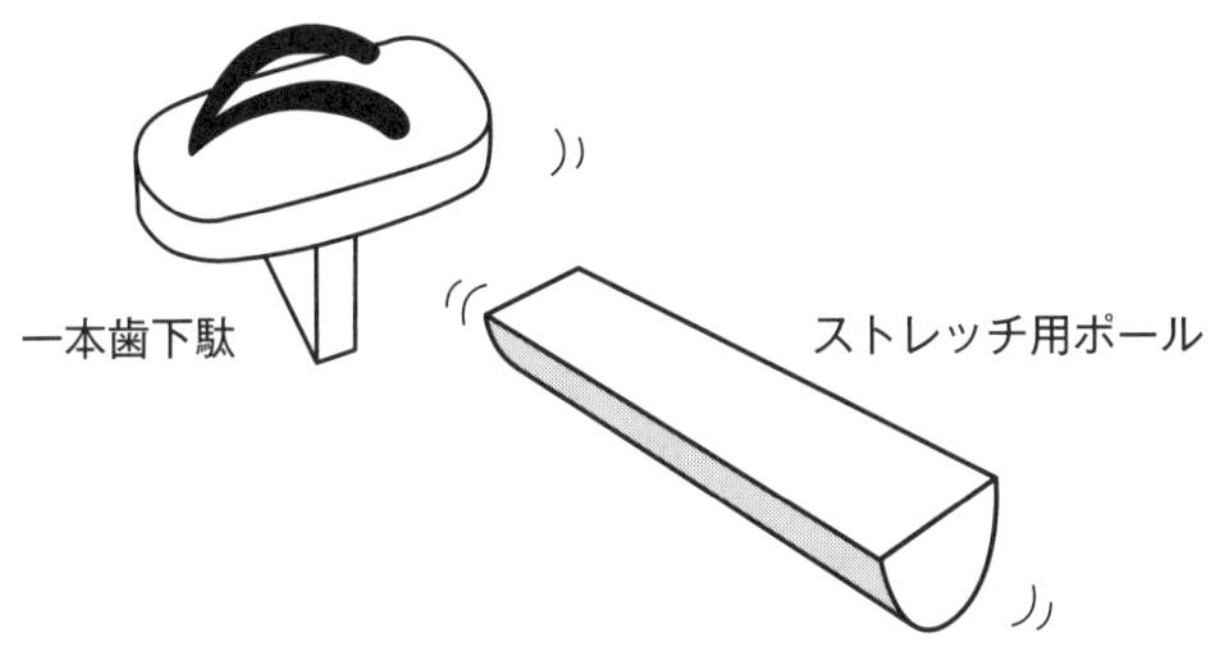

不安定なものの上に立って、力を抜いていられる状態をつくることが、本当のリラックスの第一歩。安定は不自由の始まりです。発想を転換させましょう！

逆さまに置かれたポールはグラグラしていて不安定ですから、足もとにわずかに力が入っただけでバランスが崩れてしまいますね？

このグラグラした状態でもリラックスして立っていられる立ち方が、居着かない立ち方ということになります。怖いと感じるかもしれませんが、怖がっているうちは足もとが安定せず、体の緊張はなくなりません。

いや、本当は怖がる必要はまったくないのです。怖がるのさえやめれば、さほど苦労せずバランスはとれるのですから、その状態をキープしたまま骨身にまかせてスイングしてみましょう。その時、力感がまったくないにもかかわらず、踏ん張ってフルスイングしていた時には考えられなかったパワーが出せるはずです。

こうした骨身にまかせた立ち方の応用とし

て、一本歯下駄を使った練習もおすすめです。

重心移動しやすい一本歯下駄は、山道を歩くのに適した履物として、古くは修行僧や修験者などが用いていたといいますが、平地を歩くのには向いていないため、通常は立っていることすらできません。

踏ん張ると前に倒れる。及び腰になると後ろに倒れる――何度もバランスを崩しながら、そのどちらでもない状態がつかめてくると、平地でもピタッと体が止まり、次第にそのままラクに歩けるようになります。

この時、太もも、ふくらはぎ、肩、腕と、体のあちこちの筋肉を意識すると、どこも緊張していない、無駄な力が入っていないことに気づくはずです。不安定な一本歯下駄でも立つことができるのはそれゆえです。

立ち方、歩き方の習慣がパフォーマンスに反映される

スポーツのパフォーマンスは、一本歯下駄で立ったり、歩いたりする以上に複雑な動き、瞬時の判断が求められます。

ゴルフのスイングもそうですが、筋肉が緊張していて、必要なバランスがとれない状態

で思うような動きができるでしょうか？

余計な力を使って、立つことに必要以上のエネルギーを浪費している状態に、力まかせのスイングが加わるわけですから、体がおかしくならないほうが不思議だと感じるようになるかもしれません。

まずは踏ん張らない立ち方、居着かない立ち方のコツをつかむようにしてください。そうした立ち方、歩き方が日常でも習慣になってくると、それは実際のパフォーマンスにも反映されていきます。ゴルフの場合でも、立ち方が変わるだけで、心地よく、飛距離の出せるスイングが可能になってくるのです。

逆に、筋力に頼った体の使い方をしている限り、いくら素質に恵まれていたとしても、早晩、ケガに見舞われやすくなります。調子を落として、よかった頃の体の動きが徐々に再現できなくなっていきます。

たとえば、現代ゴルフのトップスターとして君臨してきたタイガー・ウッズは、「世界一美しい」と評価されるフォームで知られてきましたが、その一方で長年ケガに悩まされ、幾度となく手術も経験してきました。世界一美しいフォームで、なぜこうも体のトラブルに悩まされるのでしょうか？

シビアな言い方になりますが、どんなに美しいといわれようが、ケガが絶えないのであれば、心地いいスイングができていなかったということです。

私が気になるのは、やはり筋力アップの影響です。ウッズは、ゴルフ界において本格的に筋力トレーニングを取り入れるようになったトップ選手の一人と言われています。そこにはさまざまな目的があったのだと思いますが、結果を見るならば、パワーアップを図ることでケガが増え、パフォーマンスも低下した——そう言わざるをえない面があるのかもしれません。

筋力トレーニングにもさまざまなメソッドがありますから、なかにはその人の体質に合ったものも存在すると思いますが、地面に踏ん張ること、体をねじることを強化する要素が少しでもあれば、体を壊すリスクが増します。

日本のトップ選手として活躍した丸山茂樹選手も、アメリカのＰＧＡツアーに本格参戦した際、筋力トレーニングに積極的に取り組み、アメリカ人に負けないようにパワーアップを図ったと言われています。

しかし、結果を出せたのは最初の数年のみ、その後は徐々に失速していき、満足な成績を残すことはできませんでした。当時、ライバルといわれていたアメリカのフィル・ミケルソンは、筋力トレーニングをしているとは思えないぽっちゃりした体型で知られていますが、40代になった今も第一線で活躍しています。

「動ける体」がメンタルの土台となる理由

発想の転換という言葉はよく使われますが、考え方を変えることはそうそうできることではありません。それよりも、**うまくいっていない時はうまくいかない体の使い方をしているのだととらえてみてください。**

たとえば、筋力アップにどこまで意味があるのか？　いちいち論争しなくても、自分の体で確かめればいくらでもわかることです。

そもそも、クラブを振ることで成り立っているゴルフというシンプルなスポーツに、筋力アップが本当に必要なのでしょうか？

実際、ゴルフ界では長い間、筋力トレーニングは不要と考えられてきたようですが、ウッズが活躍しはじめた頃からそうした発想が「遅れている」ととらえられ、パワー重視のスイングが求められるようになったと言われています。

しかし、それによって競技のレベルが上がったと言えるでしょうか？

私がそうした思いを抱くようになったのは、甲野善紀氏との対談『「筋肉」よりも「骨」を使え！』（ディスカヴァー・トゥエンティワン）を通じ、ゴルフ史上屈指のプレーヤーとして名高いベン・ホーガンの存在を知ったからです。

ホーガンは1940~1950年代が活動期にあたりますが、この20年あまりにトーナメント64勝、4度の賞金王に輝いています。いわばこの時代を象徴するトップ選手であり、後世のゴルファーにも大きな影響を与えた存在として知られているわけですが、私が注目したのは、大崩れすることのないその抜群のコンディションです。

現役中、プレーを通じたケガはほとんどなく、自動車事故で瀕死の重傷を負ったにもかかわらず、奇跡的な復活を遂げ、以後も体のあちこちに後遺症を残したまま輝かしい成績を残しているのです。

実際、彼のプレーする映像を見ると立ち方に居着いた感じがなく、とても滑らかな、理想的なスイングをしているのがわかります。

まさに居着かない、骨身にまかせたスイングの見本とも言えますが、そうした優れた感性を持ったホーガンが、晩年、トップ選手として注目を集めつつあった若きウッズのスイングを見て、こう酷評したと言われています。

「ボールもクラブも進歩しているのに、あいつの球はなぜあんなに曲がるんだ?」

日本の若手のトップとして期待を集めてきた石川遼選手にしても、デビューしたての10代の頃は、まず体幹がブワッと動き、腕があとからついてくるような、全身を使ったダイナミックなスイングができていました。

それが、キャリアを重ねるにつれ崩れていき、さわやかな表情が次第に苦しげな、イライラした表情に変わるようになりました。

そこには、ウッズのケースと同様、パワーアップを図ることで心地よいスイングができなくなった現実が見え隠れします。

ゴルフの世界でも、メンタルの重要性がさかんに語られていますが、**体が思うように動かなくなれば、メンタルは次第に低下していきます。メンタルだけを切り取って何とかしようとしても、体を置き去りにしていたら空回りしてしまうだけでしょう。**

まずは体の問題に目を向け、「動ける体」をしっかりとつくっていく。まさに「健全なる肉体に健全なる精神が宿る」のです。そうした点では、昔の選手のほうが優れた知恵を持っていた面が多かったかもしれません。

自らの身体観を見直していく中で、往年の名選手のプレーの質が感じとれ、それを取り入れていくヒントも見えてくると思うのです。

伝説のゴルファーは骨の動きの重要性を知っていた

こと身体感覚においては、昔のゴルファーのほうが優れた資質を持っていた——私がそう感じるのは、ゴルフに関わる人たちと交流する中で、もう一人、すごい「骨の使い手」がいることを知ったからです。

それが、伝説の飛ばし屋として語り継がれているマイク・オースチンです。

オースチンは、体の使い方を探究する中で骨の重要性に目覚め、独自のゴルフスイングを確立。なんと64歳の時に出場した全米シニアオープンで、515ヤード（470メートル）ものスーパーショットを記録しています。

この515ヤードという記録は、ゴルフの最長飛距離としてギネスブックにも登録されているといいますから、それだけでも驚かされますが、オースチンはそれを60代でたたき出しているのです。スイングに筋力が必ずしも重要でないことを、この事実そのものが雄弁に物語っているのではないでしょうか？

オースチンは、しなやかで速いスイングを実現するには骨の動きが重要であることをわかりやすく伝えるため、骸骨のコスチュームを身に着けてスイングするユニークな映像も残しています。

実際、体の骨組みを利用することでスイングの精度が高まり、ラクに飛距離がのばせることは、これまで述べてきた通りです。

そうしたコツがつかめれば、オースチンも語っているように、体格や若さに関係なく、心地よい、遠くに飛ばせるスイングを追求していけることは間違いありません。骨を動かすことによって筋力が活かせるようになるのです。

オースチンは、かなり研究熱心な人物だったようで、グリップの握り方ひとつ取っても骨の使い方を意識した発言をしています。

「末端を制御することで体幹に刺激が伝わる」と骨ストレッチの基本を述べてきたように、末端にある手指の動きを工夫することによって動力源である体幹への刺激の伝わり方はいかようにも変わっていきます。

グリップの握り方だけをいくら改良しても、こうした連動性は生まれません。骨を介して体の各部が1つにつながっているという視点を持つことで、パワールートがつくられ、合理的なスイングが生まれます。

ゴルフはシンプルな競技と言いましたが、それゆえに体の内部に意識を向け、全体のつながりを意識していく感覚が必要なのです。

日本人にパワーによるスイングは不向きである

これまでさまざまな分野のスポーツ選手を指導してきましたが、じつはその中でも意外なほどに反響が多いのがゴルフです。

ゴルフの指導者の中にも、私がすすめるスイングを取り入れ、居着かない動きの重要性を理解する人が増えてきました。その一人が、骨ストレッチの認定指導員で、京都を拠点にレッスンプロとして活躍する志村博康氏です。

志村氏は18歳で単身渡米し、ゴルフ先進国であるアメリカでもまれながら、指導者としてのキャリアを積んできました。そうした中で痛感してきたのは、「日本の常識が世界の非常識」と揶揄(やゆ)される、日本のゴルフ界の閉塞した現実だったといいます。

アメリカでは、生徒の長所を見つけ、楽しみながら伸ばしていく指導法が当たり前のように広がっていますが、日本では苦しむことをよしとし、それに耐え、根性を養うところに重点が置かれている、と彼は言います。

私も体育会的な環境の中で育ちましたから、言わんとするところはよくわかります。苦しむスポーツから楽しむスポーツへ――その目指すところには大いに共感しますが、問題は現実をどうやって変えていくかです。

まず大事なのは、日本人特有の繊細さに目を向けることです。地面に踏ん張って立ち、体幹をしっかり固めてフルスイングする――体格的に恵まれたアメリカ人であれば、こうしたパワーで押し切るスイングに依存することがあっても、ある程度いい結果は残せるかもしれません。

しかし、私たち日本人が彼らの真似をしたところでパフォーマンスが上がるとは限りません。体格にあまり恵まれていない分、苦しくつらいだけのプレーを強いられることになりかねないからです。

心地よく動ける体は「余裕」を生む

私たちの体には苦しい状況を平然と受け入れ、それを糧にすら変えてしまう知恵も脈々と受け継がれています。ここまで心地よさを大切にすることを強調してきましたが、同時に、それが怠惰になることとイコールでないともお伝えしてきました。

日本人は、自らの責任を果たすためには時間外労働を厭(いと)わない、仕事に対する強い情熱を持っています。細部の品質にまでこだわる職人文化も、そうした情熱を背景に培われていったものでしょう。

むしろ、過酷な状況の中でも涼しい顔をして楽々と乗り切れるくらいの身体感覚を磨いていく……そこには、合理性を追求する欧米の風土とは明らかに異質な日本人のメンタリティーが見え隠れします。

頑張ることを否定しているわけでなく、頑張っていながらも、そうとは感じさせない余裕にこそ、私たちが求める美学があるのかもしれません。

そうした生き方を形にしていくには、これまで述べてきたように、「心地よく動ける体」が何よりも必要です。

そこには、パワーに依存しない分、感受性の強い体であることが求められます。「体が資本」であることに変わりはありませんが、それは疲れている体に鞭を打って、必死になって前に進むことではないでしょう。その意味では、体の声を聞く鋭敏さをさらに高めていくことも求められます。

まずは、心地よく、ラクに動かせる体をつくることから始めていきましょう。

こうした体を土台にすることで、メンタルも大きく変わってきます。じつは骨とメンタルも、とても深く関わり合っているのです。次章では、この点についてさまざまな事例を挙げながら考察していきたいと思います。

第五章
骨ストレッチ流・強いメンタルのつくり方

禅と骨ストレッチの出会い

三浦半島の葉山で骨ストレッチのセミナーを開いた際、近くに住む禅僧の藤田一照（いっしょう）氏と知り合うことができました。

一照さん（ここでは親しみを込めてそう呼びます）は、禅の普及のためアメリカで17年余りにわたって生活をしたのち、２００５年に帰国。葉山の茅山荘（ちざんそう）という庵を拠点に坐禅会を開きながら、講演やセミナー、著作活動、ボディワークの研究など多岐にわたる活動をされています。

一照さんの活動のユニークな点は、坐禅そのものよりも、「坐禅ができる体をつくる」ことを大事にされている点にあります。

何しろ私たちは、畳の上にまともに座ることすらできません。いや、訓練してある程度の時間、座れるようになったとしても、体の緊張が十分にほどけていなければ、禅が我慢比べのようになってしまいます。

一照さんはボディワークに精通していることもあり、坐禅会に集まった人たちと一緒にまずはゆっくりと体を動かし、日常で疲れた体をほどきながら坐禅に取り組める状態へと少しずつ整えていきます。

ただ準備運動をするわけではなく、実際に動ける体へと整えていけるよう、身体感覚を磨くためのコツを織り交ぜながら会を進行させていく感じでしょうか？　体がラクになることで、心にもゆとりが生まれます。そうやって心と体がほぐれたところで、自己と向き合える場が初めてできあがっていくと考えているのでしょう。

近年、仏教思想とも関連の深い「マインドフルネス」という概念が、科学的にも裏付けのあるものとして注目を集めるようになりました。

禅やヨガの瞑想がメンタルケアに有効であることがわかり、グーグルのような世界的な企業で働く人たちが取り入れていることも話題になりましたが、まだまだイメージばかりが先行している感も否めません。

マインドフルネス（mind-fulness）とは、文字通り、心に空虚さがなく、満たされた状態を指す言葉です。

そうした心の状態が得られた時、過去の失敗や未来の不安にとらわれず、この瞬間に意識が集中できる……その結果として、思考力がアップし、発想が豊かになると考えられていますが、それには体も満たされていなければなりません。むしろ、そのほうが先ではないかと、私は考えています。

マインドフルネスが心の筋トレになっている人々

坐禅ができる体をつくるためには、まず、自分自身の中にマインドフルネスの感覚が宿っていなくてはなりません。

その「満たされた状態」が豊かな感性を生み出し、日常の体の使い方にも自然と目が向けられるようになるからです。

体を整えることを大事にしてきた一照さんの活動は、骨ストレッチを広めてきた私の活動とも共通点が多く、大いに勇気づけられました。

一照さんによると、アメリカで禅を学ぶ人は社会的に成功した優秀な人が多く、物質的な成功を手に入れたにもかかわらず、それだけでは満たされずに、禅に新たな活路を求めてきているといいます。

ただ、地位や名誉、財産を手に入れたそれまでの意識の延長で、心の豊かさを手に入れようとしても、なかなかうまくはいきません。

「そうした人は、マインドフルネスが心の筋トレになっているんですよ。まずはその筋トレをやめないとね」

一照さんがそう語るように、私たちは意識の中で「あれも必要、これも手に入れたい」と足し算ばかりしています。

それはさながら、筋トレに打ち込んでいた頃の私の心そのものです。もっと体を大きくすれば、もっと筋力を増やせば、もっと体を動かすスピードをアップさせれば……そうやって、もっと、もっと、と求めていた頃の私は、走ることが苦行そのもので、少しも楽しくはありませんでした。

能力のある人は、そういうやり方でいろいろなものを手に入れてこられたため、それなりの達成感もあり、心に虚しさがあってもまったく違う発想があることに目が向かないところがあります。

足し算の発想で手に入れることも確かに素晴らしい能力ですが、それではうまくいかなかった私は、引き算することの意味に気がつきました。「あれもいらない、これもいらない」と無駄なものをそぎ落としていったことで、それまで想像もしなかった豊かな身体感覚に出会うことができたのです。

こうした心の話は、ややもすると観念論になりがちですが、体の使い方を前提にしていくと合理的な発想に基づいたものであることがわかってきます。

1つの目安として言えることは、**引き算のコツをつかんだ人は、これまで以上に心も体**

も元気になれるということです。

たとえば、骨ストレッチを行っていくと、それまでよかれと思って続けてきたストレッチや筋力トレーニング、ウェイト・トレーニングが体にかえって負荷をかけていたことに気づき、ほとんどの人はやめてしまいます。

負荷をかけていたことをやめれば、それだけで体は疲れにくくなりますよね？　しかも、骨ストレッチで体の可動域が広がっていけば、疲れにくいというだけでなく、心地よさも感じられるようになってきます。

こうした心地よさは、体をストイックに鍛えていた現役時代にはまったくと言っていいほど感じられなかったことです。あまり難しいことを考えなくても、そのプロセスで得られること自体、すでにマインドフルネスだと思うのです。

目指すべきは、脳の束縛からの解放

もう1つ大事なのは、ストイックであることの強迫観念から解放されるということです。こちらの効用のほうが、むしろ大きいかもしれません。

私たちは、心のどこかに「このままではいけない」という強迫観念を抱え、それを払拭するためにやりがいを見つけたり、目標に向かって頑張ったり、何らかの達成感を得ようとするところがあります。

しかし、自分の内面に目が向けられるようになると、体はまた違った原理で動いていることが感じられるようになります。脳が体全体を支配しているように感じている人も多いかもしれませんが、実際は体の一部であり、脳は体の微細な動きのすべてを把握できるわけではないからです。

たとえば、脳と心に関する著作の多い前野隆司氏（慶応大学大学院システムデザイン・マネジメント研究科教授）は、「筋肉を動かすための運動神経の指令は、心が『動かそう』と意図する脳活動よりも0・5秒も先だった」というカリフォルニア大学のベンジャミン・リベット博士の実験を引用したうえで、

「人の『意識』とは、心の中心にあってすべてをコントロールしているものではなくて、人の心の『無意識』の部分がやったことを、錯覚のように、あとで把握するための装置に過ぎない」（ウェブサイト「ヒトとロボットの心の研究」より）

と、非常に興味深い発言をされています。脳が決定して動作が生まれるわけでなく、**まず動作が生まれた後に脳がそれを後追いで認知している**というのです。

不思議なことのように感じるかもしれませんが、スポーツをやっている人であれば、感

覚的に同意できることでしょう。次にどう動くかを頭でいちいち考えていたら、満足なプレーなどできないからです。

この点については、アメリカの神経学者で、認知行動学を専門とするデイヴィッド・イーグルマンが、著書『意識は傍観者である』（大田直子訳　早川書房）の中で次のように語っています。

「プロのアスリートの目標は考えないことだ。目指すべきは、熱戦中に適切な作戦行動を意識の干渉なしに自動的に繰り出せるよう、何千時間という訓練を行うことだ」

このように、考えないほうがうまくいくのに、私たちは日常の中で余計なことまで考え、思い悩みながら生きています。

骨ストレッチを実践し、骨身にまかせた、心地いい体の動きが感じとれるようになってくると、こうした脳の束縛から自由になり、あまり思い悩まなくても自分が心地いいと感じる方向に進んでいけるようになっていきます。

私自身、そうした心地よさを感じる体験を通して、とらわれのない自由な生き方があることを日々実感しているところです。

ハードだから体を壊すとは限らない

ここで、再びスポーツの話題に目を転じてみましょう。

スポーツの世界では、ひたすら走り続けるとか、相手を捕まえて倒すとか、ボールを遠くに飛ばすとか……日常生活にないルールが設定され、その中で自分らしくプレーすることが求められます。

心地よさが大事だと言っても、その競技に身を投じた段階ですでに体は緊張し、多量のストレスが発生しているはずです。気持ちもハイになりますから、平静を保つことも難しいようなケースが多いでしょう。ただ、そうした過酷な状況に身を置くことでかえって能力が発揮できるという面もあります。

たとえば、甲子園球場で繰り広げられる夏の高校野球を思い浮かべてください。

30度を超えるような灼熱の環境下で連戦連投が求められる今のシステムに対し、「やりすぎだ」「選手の将来が心配だ」といった批判の声が一部であがっているように、勝ち進んだチームの選手の消耗度はかなりのものです。

私自身、今の高校野球を手放しに賛美しているわけではありませんが、斎藤佑樹投手も、メジャーリーグで活躍する田中将大投手も、こうした甲子園の過酷な試合を勝ち抜く中で記憶に残る活躍を見せてくれました。

斎藤投手と田中投手が投げ合ったのは２００６年の夏の大会の決勝ですが、この試合は延長15回で決着がつかず、翌日の再試合にもつれ込み、斎藤投手はそれまでの試合も含め４連投、投球数は９４８球にも及んでいます。

猛暑の中で１５０球を超えるようなピッチングを強いられることで、肩や肘を壊してしまった選手も少なくありませんが、そうした切羽詰まった状況を切り抜けようとすることで身につくコツも存在します。

つまり、過酷な状況だからこそ、それを乗り切るための知恵が生まれ、効率のよい投球フォーム、スピードの緩急など、自分なりの力の使い方を会得していくのです。仕事においても同じことが言えると思いますが、ハードだから体を壊すとは単純に言えないことも見えてくるのではないでしょうか？

実際、骨ストレッチを取り入れることで体調管理がうまくなり、会社で業績をあげるようになった方も少なからずいます。

たとえば、保険会社に勤務するＩさん（50代・男性）は、ゴルフを通じて骨ストレッチと出会い、エクササイズを実践することで、**「朝起きた時に体が軽く感じられるようにな**

り、仕事に全力投球できるようになりました。おかげで気分にむらがなくなり、いつも一定の好成績を上げられています」と語っています。

日本の企業に元気がなく不況が延々と続いている現状を、経済システムの問題だけでひも解こうとしても無理があります。

社会に活力を生み出す土台は、言うまでもなく、一人一人の体にあるからです。そう、まさに「体が資本」なのです。

合理的な体の使い方を意識する

私が体の使い方を何よりも強調するのは、スポーツの世界においても、合理的といわれる指導で大きく調子を崩してしまった選手が多く見受けられるからです。

プロで通用するようにと、ただ筋力をつけ、パワーアップを図っても、それが実動作につながるとは限らないことは、すでに述べてきた通りです。

つまり、置かれた状況がハードかどうかよりも、**選手の素質をいかに引き出すか、その選手がうまく動けていた時の感覚を失わせず、それをどこまで伸ばしていけるか**が、何よりも問うべき点なのです。

そのためには、体に無理をさせないよう気遣うことだけでなく、合理的な体の使い方をいかにするかという意識が大事になってくるでしょう。

どのスタイル、どの競技であっても体を使うという点に変わりはなく、根本的には同じ感覚、同じ体の使い方が求められるのです。

競技ごとに専門的な指導が必要になる面もありますが、専門性にばかりこだわると、この共通性が見失われてしまいます。嘘のように思われるかもしれませんが、身体感覚を磨くという視点さえあれば、本来、トレーナーはどの競技にも、どの立場の人にも対応できるようになるのが自然です。

私自身、陸上の短距離走の出身でありながら、短距離の選手ばかり指導しているわけではありません。自らの身体感覚を磨いていく中で、長距離の選手はもちろん、野球、サッカー、水泳、テニス、ゴルフ……すべての競技に対応でき、一般の人の健康管理にも寄与できるスキルが身についていきました。

今の日本のトレーニング法は、いたずらに専門的で、こうした身体感覚を磨くことを選手自身のセンスに依存している傾向にあります。データを分析することを指導と錯覚しているケースも見受けられます。

経験の浅い、10代の若い選手であっても、試合や練習の中で培ってきたセンス（＝うまくいくコツ）を少なからず持っています。ただ、それは微妙なバランスの中で成り立っていて、なかなか言語化はできません。

そうした微妙な感覚をしっかり受け止め、育てていく環境が用意できれば、プロアマ問わず、過酷な環境でも調子を落とさず、体も大きくは壊さず、むしろ能力を磨くことができるメンタルが養えるはずなのです。

錦織圭選手の「居着かない動き」の秘密

たとえば、テニスの世界的プレーヤーに成長した錦織圭選手は、ハードな連戦の中で自らの身体感覚を磨いてきた一人と言えます。

その過程で何度もケガに泣かされてきたようですが、疲労がたまり、体が思うように動かなくなっていく過酷な状況の中で、逆に無駄な力を使わないコツを身につけていき、精神的にもタフになっていった面が見られます。

最近ではリオ・オリンピックで銅メダルを獲得しましたが、1つのピークと言えるのは、やはり２０１４年の全米オープンでしょう。

日本人選手として初の決勝進出という快挙を成し遂げたことが、日本でも大きな話題になりましたが、体調面は決して万全だったわけではありません。

もともと脇腹に不調を抱えていたことが知られていますし、直前の大会で右脚親指をケガし、手術を受けていたようです。連戦を通じて体を酷使し、それを十分に回復させる余裕がなかったということでしょう。

それ自体は決して望ましいことではありませんが、私が興味深く感じたのはケガをした箇所が親指だったという点です。

前述したように親指は「ブレーキの指」ですから、ここに力が入ってしまうと地面を思い切り蹴って動くことが強いられます。ブレーキをかけながらプレーしていることになるため、体の負担は増していきます。どんな競技にも言えることですが、決して軽やかな動きはできないでしょう。

錦織選手の持病ともいえる脇腹痛は、こうした親指で踏ん張った動きの代償と言えますが、この時の彼は足の親指にケガを負うということで、結果として、この負担を軽減させる幸運に恵まれたのだと思います。

決勝に至るまでの試合を見ると、一流のプレーヤーに必須の「居着かない動き」が随所に見られましたが、そこには親指を思うように動かせないマイナスがプラスに働いた要素も大きかったと考えられるのです。

踏ん張らないほうが力が出せる理由

錦織選手と言えば、チャンスボールをジャンプしてフォアハンドで打つ「エアK」という得意技もよく知られています。

「着地の際に膝を痛めるので使わないほうがいい」といった批判もありましたが、武術的に見れば、あれは「居着かない動き」の1つと言えます。地面を蹴るような踏ん張った動きをしていたら確かにケガのリスクはありますが、それはあくまでこれまでのスポーツの常識に基づいた発想です。

本書でお伝えしてきた立ち居振る舞い、すなわち「ダブルT」の立ち方、歩き方が自然とできるようになってくれば、ああいった空中動作はスイングのスピードを倍加させる武器として十分に役立てられます。

これはエアKというテニスの技だけに限定されるものではありません。

踏ん張らない＝居着かないということは、「地面に着地する前の段階で主要な動作をすませてしまう」ことを意味します。

つまり、足で踏ん張って大地を蹴り上げて力を出すのではなく、体の重さを利用し、空中に浮いている時点で重心移動してしまう。そうすれば、足にかかる負担は減り、何よりも相手の気配が感じにくくなります。
武術にとって大事なのは、この「気配を感じとられない動作」なのです。

接地してから脚力で踏ん張ろうとする動きでは、空中動作で生じた重力が生かせず、相手に気配を見破られてしまいますから、居着かない動きができている側からすれば簡単にあしらい、翻弄できてしまいます。

剣術で言えば、初太刀が相手にかわされた際、地面に足が居着いて動きが止まってしまえば、相手の太刀をかわすことができなくなります。居着くことは、すなわち死を意味することでもあったのです。

武術の話を例に出すと難しいと思われるかもしれませんが、これまで述べてきたように、中指のラインを意識した前傾姿勢で動作すれば、体の重さは自然に利用できます。

調子がよかった時の錦織選手は、ケガの影響がプラスに転じた面もあったとはいえ、居着かない動きができていました。

その天性の資質もさることながら、ハードな状況にたえず身を置くことでこうしたコツを身につけ、選手として成長していったのでしょう。

心身の酷使が能力を劣化させる

逆に、こうした発想を持てないかぎり、感覚を磨くどころの話ではなくなり、心身は酷使され、能力は劣化していきます。

たとえば、古くからの野球ファンならば、往年の金田正一投手が通算４００勝の金字塔を打ち立てたことはよくご存じでしょう。

金田投手は、デビューの翌年（１９５1年）から実に14年にわたって連続20勝以上を記録しています。「野球のレベルがまだ低かったからだ」と思っている人も多いかもしれませんが、過去の映像を見ると、長身から全身がしなるような、体幹をフルに使った豪快なピッチングをしていたことがわかります。

もともとの体の丈夫さもあったかもしれませんが、多くのスポーツ選手の体を見てきた私からすれば、「こうした体の使い方ができていれば、あれだけの連投でも体が壊れなかっただろう」と感じさせるピッチングです。

現在では投手の分業が進み、先発ピッチャーの球数が１００球程度に抑えられるなど、ケアは万全になりましたが、だからといってケガが減ったとまでは言えません。そこにはプレー環境を整えるだけではカバーしきれない、体の使い方そのものの問題がひそんでいることが見えてくるでしょう。

往年の金田投手は、体幹をフルに使った、全身がしなるようなピッチングが自然にできていましたが、普通はそこまで体幹部の骨が使えないため、腕の筋力に頼る分、どうしても肘に負担がかかります。

より恵まれた体格のダルビッシュ有投手であっても、私が見る限り、全盛時の金田投手ほどにまだ体がうまく使えていない印象があります。

両者の動きを純粋に比較した場合、ダルビッシュ投手のほうは体幹のしなりが不十分で「自分の体の重さ、地面の力を最大限に利用する」という感覚はまだまだ発展途上のように見受けられるからです。

彼は日本人離れした恵まれた体格を持っていますが、その恵まれた体格ゆえにパワーに頼ってしまうところがあり、ポテンシャルをまだまだ十分に発揮しきれていないところがあるのかもしれません。

ダルビッシュ、大谷翔平の身体感覚

1つひとつの筋肉という「部分」を強化しても、それが「全体」の動きにつなげられるかどうかは、まったく別の話です。

理論上はパワーアップし、体が頑丈になると考えられていても、それを可能にしているのは、個々の選手の身体感覚です。こうした数値化されないセンスによって、身体能力は支えられているのです。

たとえば、調子がいい時のダルビッシュ投手は、投球姿勢に入った時、軽くお辞儀するように背中がやや丸まった状態になります。この丸まった状態が、体幹がゆるんでいる状態にあたると考えてください。

こうした姿勢がキープできていると腹筋も適度にゆるみ、鎖骨や肩甲骨も動かしやすくなるため、腕力に頼らない、体幹を使ったダイナミックな動きができるようになります。故障もせず、きっといい成績でシーズンを乗り切れるでしょう。

背中がやや丸まり、体幹がゆるんでいる――言葉にすると簡単なことのように思えるかもしれませんが、ウェイト・トレーニングで筋力をつけると体幹の柔軟性が失われ、体が後方にやや反り返った姿勢になりやすくなります。

体育の授業で習った「気をつけ」の姿勢を思い浮かべればいいかもしれません。気をつけをすると背筋がピンと伸び、胸を張った状態になりますから、堂々とした印象を与えますが、胸を張ると体が反り返り、上半身の要にある鎖骨が思うように動かなくなってしまいます。

ピッチングで言えば、体が反ることで体幹部の動きは硬直化し、腕力に頼らざるを得なくなってしまう傾向があります。ピッチャーが肘や肩を痛めてしまう背景には、こうした体の使い方のズレが関係してくると言えるのです。

最近では、日本ハムの大谷翔平投手が注目を集めていますが、160キロ台の速球を連発し、打者としても非凡な才能を発揮している背景には、ビルドアップした肉体の奥に、やはり体幹の柔軟性がうかがえます。

とりわけ注目されるのは、肩甲骨まわりの柔軟性でしょう。

彼は、腰に両手を当てた状態で両肘を内側に曲げていき、胸元でピタリとつけるパフォーマンスをメディアの前で披露することがあります。かつて石川遼選手がやっていたのを見て、自分でも真似るようになったといいますが、ヨガ行者さながらのその柔軟性にはビックリした人も多いでしょう。

ただ体が柔らかくなればいいわけではありませんが、体の連動性を生み出すうえで肩甲骨が動ける状態にしておくことはきわめて重要です。この連動性が確保されているからこそ、鍛え上げた筋肉も役に立つのです。

あがり症にならないコツ

自覚できていない人が多いのですが、心と体は本来1つのもので、精神力というものがどこかに独立して存在しているわけではありません。

体が思うように操れない状態が続くと心も操れなくなり、心身の不調和が引き起こされます。こうした心と体のつながりがわかっていれば、**体の使い方を修正することで心の不安定を修正できるようになります**。それは実際に再現できる以上、観念的な根性主義とは一線を画するものです。

その意味では、「ハラの据わった状態」になることで無理なく発揮できるものが根性、気迫、精神力なのだと考えたほうがいいかもしれません。身体感覚が失われてしまった中で、形骸化した根性主義だけが残ってしまったのです。

丹田の位置については、下腹に指先を当て、ゴムまりのように強く跳ね返ってくる場所が目安になると述べてきましたが、この一帯を意識して動作するということは、意識を重心まで下げることを意味します。

重心というと肉体的な体の中心をイメージするかもしれませんが、意識もこの中心に降りてくることで、どっしり安定した心が生まれます。お気づきかもしれませんが、それがハラの据わった状態です。

逆に緊張するということは、「あがる」というように、重心が上がってしまった状態をいいます。「上がり症」はあっても「下がり症」はないように、人は脳がとても発達しているため、意識がどうしても頭のほうに集まりやすい面があります。

上がってしまったら、下げなくてはなりません。つまり、考えるだけでなく行動していく必要がありますが、私たちは「体の中心から動作する」という感覚そのものを見失ってしまっています。頭（脳）と体（ハラ）がバラバラに動いているため、気持ちが定まらず、行動がちぐはぐになってしまうのです。

これに対し、昔の人は着物だったため、ちょうど丹田のあたりに帯があり、帯をうまく締めることで圧をかけ、自然と丹田を意識する生活ができました。

洋服を着ることの多い私たちにはそうした利点はありませんから、昔の人が無意識にできてきたことをあえて意識しないと物事がうまく運ばないことが多いのです。その1つが、あがり症だと考えればいいでしょう。

私が選手に伝えてきた「強い心を求めるな」の真意

ここ一番で緊張して力が出せないのは、心が弱いからではありません。これまで受け継がれてきた知恵を捨て、効果的な体の使い方を身につけてこなかったため、思うように心身をコントロールできないだけなのです。

私が選手に伝えているのは、「強い心を求めるな」ということです。

動揺という言葉は「揺れ動く」と書きますが、**どんなに鍛えようと、私たちの心は必ず揺れます。揺れることが普通なのです。**

体も揺れることでバランスをとり、「不安定の中の安定」を見出しています。体を固めてしまうと本当の安定が生まれないことはすでに述べた通りですが、心もまた同じなのです。固めてしまうのではなく、ゆるめておき、揺れを感じてみる。そうすると、ここでも不安定の中の安定が感じられるようになります。

大舞台で心が萎縮するのも自然なことです。場慣れすることで「鉄の心臓」が生まれるといいますが、それでも予期せぬ状況は現れ、誰もが「自分にできるだろうか？　乗り切れるだろうか？」と自問するはずです。

予期せぬ状況に動揺してしまう自分を責め、そうした思いを何とか取り除こうとしてもなくなることはありません。

動揺する「弱い心」を取り除くことがポジティブ思考だと考えている人もいるようですが、そう考えている限り、実はポジティブにはなれません。心をコントロールすることより、まず弱い心を受け入れることです。

弱い心は弱い心のまま、なくなることはありませんが、結果を残せる人はそこからほんの一歩踏み出す、小さな勇気を持っています。

「大丈夫だろうか？　自分にできるだろうか？」

そんな思いが湧いてきた時、少しだけ立ち止まってこう問いかけてください。

「それは誰が言っているのか？」と。

「失敗したらどうしよう」「間違ったらどうしよう」、そう思った時も同じように問いかけてみてください。

「それは誰が言っているのか？」

言うまでもなく、自分自身であるはずです。

人に言われているわけではなく、自分がそう言っている。

自分が自分に対して野次を飛ばし、その言葉に勝手に萎縮しているのです。

そんな「自我の野次」に負けてしまうのか？　それとも、一歩踏み出してチャレンジしてみるのか？　大舞台で素晴らしいプレーができる人は、こうした問いかけで後者を選択する、ほんのわずかな勇気を持っているということです。

「自我の野次」に負けないために

心が強いわけではなく、むしろ弱いことを受け入れ、そのうえでやってみる。勇気といっても常人を超える強い精神力などではなく、ただ自我の野次に負けず、やれることをやってみようという「開き直り」にほかなりません。

この開き直りこそ、「居着かない心」の第一歩と言えます。

「失敗したらどうしよう」「間違ったらどうしよう」という思いにとらわれない、自分の心の中に湧いてきても相手にはしない――なぜならそれは野次であって、あなたの本心そのものではないからです。

そうした開き直りは一流のプレーヤーだからできることで、自分はなかなかそんな気持ちにはなれない、と感じている人もいるかもしれません。でも、その壁を超えていくことは決して不可能ではありません。

たとえば、体の内部の骨をいきなり意識するのは難しいですが、「骨を押さえて体を動かす」ことならば誰でもできると述べてきました。

骨ストレッチを続けていけば、体が動くとはどういうことか、感覚がつかめていけるはずです。それこそが、自分を信じ、内なる感覚を目覚めさせる第一歩です。

動ける体を手に入れていくと、心地よさが生まれ、気持ちが前向きになるため、自我の野次が気にならなくなります。心と体のつながりをふまえることが、ネガティブな心に振り回されないコツと言ってもいいでしょう。

コロコロ変わるのがココロ（心）の本質だという人がいるように、心は外部の刺激によってつねに変化し続けます。

そうした移ろいゆく心と一体化せず、つねに一歩引いた醒めた心を持って「今この瞬間」にピントを合わせることを心がけましょう。

スポーツで言えば、目の前のプレーにひたすら集中する――前述したテニスの錦織圭選手は、そうしたピント合わせによってメンタルを整え、世界トップクラスのプレーヤーに急成長を遂げた一人と言えます。

錦織選手が優れていたのは、単純明快、「飛んできたボールを打つ」というテニスの基本に徹していた点にあります。

たとえば、「これで決まる！」と思っていたボールが返されると、普通なら落胆してしまいますが、彼はめげることなくひたすら打ち返す。今度こそはと思ったボールが返されても、また打ち返す。最後には相手が根負けして、ミスを犯して自滅してしまうのが勝ちパターンの1つになっているのです。

言葉にすると簡単に思えるかもしれませんが、その時の気持ちに左右されず、飛んできたボールを自分のショットで打ち返すようにする。1つひとつのプレーに居着いてしまわず、自分のプレーを繰り返す。

調子のいい時の錦織選手を見ていると、普通であればチャンスを作ろうと必死に仕掛けようとするところを、あえて踏みとどまり、「飛んできたボールをひたすら打ち返す」プレーに徹しているのがわかります。

楽しかった時の感覚を思い出すことの重要性

私たちが今いる場所というのは、過去でも未来でもありません。過去はすでに過ぎ去っていますから、失敗したことを悔やんでも仕方ありません。プレーミスを引きずったままでは、今飛んできたボールに対処できないでしょう。

また、未来は何が起こるかわからない未知の世界ですから、心配したところでどうにかなるものではありません。「打てなかったらどうしよう」と思ったところで、実際には飛んできたボールを打つしかないのです。

過去にも未来にもとらわれず、今この瞬間に集中する――それが、私自身もつねに大事にしている「居着かない心」のあり方にほかなりません。

私たちは、1つのことに無我夢中で取り組んでいる時、どこにも居着かず、ただその行為を楽しんでいるはずです。

スポーツの世界では「ゾーン」と呼ぶこともありますが、大事なのはそれを偶発的なものにせず、コンスタントに感じられるようにすること、そして、大事な場面で発揮できるようになることでしょう。

こうしたゾーンに導きやすくするため、この本でお伝えしてきた心地いい体の使い方が存在しています。骨ストレッチのような体の内部からアプローチし、心も体もゆるめていく、私なりの方法論があるのです。

まず、楽しく体が動かせていた頃のことを思い出してください。

私たちは、子どもの頃に当たり前に持っていた感覚を、教育を受け、ルールに縛られていく中で失っていき、体も心も硬化させていきました。

成長する過程で仕方のなかった面もありますが、大人になって生きる楽しさを見出せた人は、仕事や趣味の中に好きなことが見つかるなど、何かのきっかけで心がワクワクし、童心を取り戻す体験をしています。

心がワクワクする時、じつは体もゆるんでいます。その関係性が理解できたら、体をゆるめることの意味も見えてくるでしょう。

そして、心と体に余裕が出てきたら、「自分は何のために生きているのか？」を折にふれて問いかけるようにしてください。

私自身、２０１１年3月11日の東日本大震災に被災したことが、こうした問いかけを始める大きなきっかけになったのを感じます。

3月11日は、奇しくも自分の誕生日であり、震災のあった当日は、最初の本の出版がまさに大詰めを迎えようとしていた時でした。仙台に住んでいる私は自宅で被災し、幸いにも家屋は倒壊しなかったものの、「自分の人生はこれで終わるのか？」という言葉にできない恐怖を味わいました。

自分は何のために生きているのか？

震災を経て私が強く感じるようになったのは、「自分のために生きる」ということでした。

自分の体が喜ぶことをする

身体感覚が意識できなかった頃の私は、体を鍛えていながら、実際にはとても粗末に扱っていました。

体の声を聞くコツをつかんでいくことで、自分を大事にすることの意味が徐々にわかるようになりましたが、それが身にしみて感じられるようになったのは、たとえわずかでも死を意識する瞬間があったからでしょう。

自分のためといっても、エゴイスティックな意味ばかり指すわけではありません。エゴイスティックな自分が「頭の中の自分」であるとしたら、ここで大事にしたいのはもっと大きな「体の自分」です。

この体の自分は、頭を使って生きてばかりいるとどこかに消えていってしまい、外側の評価ばかりが気になりはじめます。身体感覚より身体能力、実感や手応えよりも、数字やデータが求められるようになります。

それでは、あなたの体は喜びません。いくらまわりに評価され、尊いことだと感謝されても、心の不安はなくならず、もっと頑張らなくてはと、新たな目標が必要になります。

無理が重なって、笑顔も失われるでしょう。

自分のためだからこそ、自分がワクワクし、心底喜べることだからこそ、人はたとえつらいことであっても頑張れるのです。

その頑張りを通じていろいろなことを学びとり、糧に変えていけます。結果として、人のためになることも行うことができ、感謝されることにもつながります。活躍の場も広がっていくことでしょう。

こうした話をする時、私の脳裏に浮かぶのは「自由自在」という言葉です。自らの人生を自由自在に生きることに誰もが憧れを持っていると思いますが、そのカギを握っているのは「自在」という言葉だと私は感じます。

なぜなら、自在とは「自分在り(あ)き」と読むことができます。つまり、自分在りきだから自由でいられる――そのようにとらえれば、自由自在という言葉の意味がより実感できるのではないでしょうか？

モチベーションの維持には、「何のために？」と自問する

つらさを乗り越え、栄冠を手にする姿は確かに感動的ですが、それはどこまで「自分在

りき」なのか？　その点をしっかりと自問していくと、「他人のため」から「自分のため」に気持ちは徐々にシフトしていきます。

周囲の評価よりも、自分の評価を大切にして生きる――スポーツ選手のように、つねに結果が求められる場所にいる人たちに、何よりも伝えたいのはこの点です。

自分のために生きるという実感を手にできた時、本当の意味でハラが据わり、今するべきことを思い切りやれるようになります。その結果が思わしいものでなかったとしても、自分なりの経験を積んでいけると思うのです。

こうした感覚は、過酷な体験を経なくとも、自分自身と向き合い、対話を重ねていくことで誰もがつかみとっていけるものです。

私がよく言っているのは、対話は「体話」であるということ。

いくら優れた考え方、発想であったとしても、身体感覚からかけ離れたものである限り、それは体話にはなりません。エビデンスがどれだけ用意されていたとしても、血の通った人の温もりの感じられないところに真実はないでしょう。

自由になりたいと思っているだけでは、不自由はなくなりません。

ただ、そこに「自分在りき」の感覚が加わった時、不自由な状況の中でも自由に生きられる自信が生まれてきます。

メンタルを磨こうとする時、意識しなければならない点はこれに尽きます。

モチベーションが維持できない、上がらないことに悩んでいる人は、「何のために？」を問うてみてください。「自分のために」という答えが見つかった時、もはやモチベーションを問題にする気持ちはなくなっているはずです。

勝つためには、つらく嫌なトレーニングにも取り組まなくてはならない―そんなことはありません。そうした時期があってもいいと思いますが、ただ体が喜ぶことを続ける、楽しいから続ける、それだけでいいのです。

嘘のように思えるかもしれませんが、そのほうがずっと技術は磨かれ、結果も出していけるでしょう。自分の感覚を信じきることで道は開け、目に映るもののとらえ方が変わり、仕事の質も変わってくるのです。

自分の中から湧き上がってくる感覚を頼りに、自分が好きなことをやっていく――本書を入り口にそんな感覚を身につけてください。

そして夢から覚め、あなた自身のリアルな現実を生きていくのです。

大事なのは笑顔

そうした人生を歩むうえでつねに心がけてほしいのが、笑顔です。

これまでさまざまなメソッドを紹介してきましたが、**ダイエットにも、スポーツにも、そして痛みやコリのケアにも、何より大事なのが笑顔です。暗い気持ちで体を動かしたところで、なかなか思うような効果はあがりません。**

笑顔になるだけで筋肉の緊張がゆるみ、体の柔軟性はさらにアップします。笑顔こそが、実は最高のエクササイズなのです。

骨ストレッチの講習会でも、参加者の皆さんに真っ先に伝えているのは「笑顔で行う」ということです。しかめ面になりやすい人は、鏡で顔を覗き込みながら、一日1回、楽しそうに笑うことを心がけてください。

形だけでもかまいません、とにかく笑うことを心がけると、体の緊張がほぐれ、気持ちが少しずつほぐれてきます。とりわけ大事なのは、鼻筋の筋肉のゆるみです。

まず、次の点を意識して呼吸をしてみてください。

「鼻骨—尾骨」のラインをつなげる

鼻骨のゆるみは蝶形骨、背骨を介して骨盤へと伝わっていきます。この骨盤の先端にあるのが尾骨です。笑顔によって鼻骨一尾骨のラインを整えることで、全身のバランスが整っていきます。

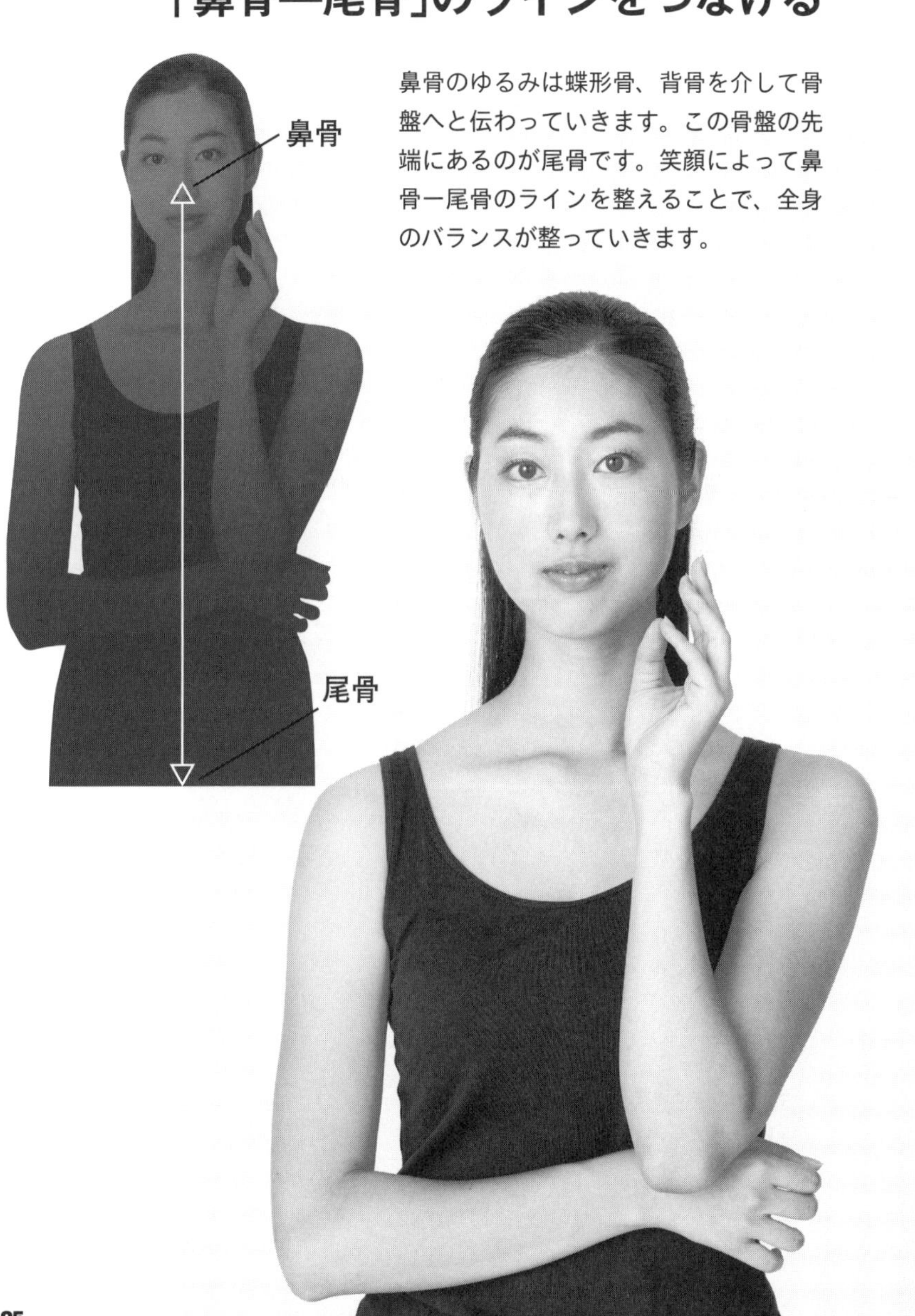

1、笑顔をつくり、その時の鼻筋の状態を意識する。

2、この一帯の筋肉がゆるんでいるのを感じたら、数回、鼻呼吸を繰り返す。

鼻筋の筋肉がゆるむと空気が入りやすくなりますから、その状態で呼吸すれば、それだけでも気持ちがスッキリ解放されていくでしょう。

骨ストレッチ流に解釈するならば、これは「鼻骨がほぐれることで顔のこわばりが取れ、きれいに整う」ことを意味します。

第3章で取り上げた蝶形骨も、ここに関わってきます。蝶形骨は顔の骨の中心にあり、背骨を介して骨盤へとつながっています。つまり、鼻がほぐれるだけで、その影響は顔から全身へと及んでいきます。笑顔で顔がゆるむと、じつは体のあちこちのこわばりもとれ、自然と整っていくのです。

たとえば、仏像の顔を見ると、表情がとても柔和で、顔全体、体全体がスッキリと整っているのが感じられるでしょう。日本人が伝統的に大事にしてきたのは、そうした柔らかな表情（＝和顔）であり、振る舞いにほかなりません。

体全体で見ると、鼻骨が整うことで背骨が伸び、末端にある鼻骨と尾骨が1本のラインでつながります。逆にしかめ面ばかりしていると体が緊張でこわばって、この「鼻骨—尾

骨」のラインも崩れ、姿勢が悪くなってしまいます。

気持ちがモヤモヤしている時は、意識的に笑みを浮かべて、まず鼻骨をゆるませ、ゆっくり呼吸することを意識してください。

鼻骨は「美骨」に通じます。鼻骨が整うと顔や体のゆがみがとれ、心も穏やかに、前向きなものに変わっていくでしょう。

体が変わることで心も変わり、生き方も自然と変わっていきます。メンタルの総仕上げは笑顔にあることも、ぜひ心得てください。

おわりに
「骨ストレッチ」がもたらす意識のパラダイムシフト

骨ストレッチが誕生した当初、創始者である松村卓氏の手もとにあったのは、まさに骨ストレッチのエクササイズだけでした。

縁あって一緒に本を作ることになり、最初の本が生まれてからは講習会を企画し、体験者が口コミで少しずつ骨ストレッチの名を広めてくれました。

当時から、骨ストレッチを体験した人の間で驚きの声があがっていました。そのやり方があまりに簡単で、体の変化がすぐに実感できたからです。

次第にスポーツ選手の間にも広まるようになり、プロアマ問わず、さまざまな分野の競技者が講習会に訪れ、同じように驚きの声をあげ……何か憑き物が落ちたような顔で帰っていったのを何度も見てきました。

本書でも述べてきたように、骨ストレッチは古武術の体の使い方がベースにありますが、武術の達人が何年もかけて身につけていくような動作が、松村氏の手にかかるとその場で体感できてしまいます。ダブルTの立ち方（35ページ）などは、まさにその1つ。鎖骨パンチ（口絵⑬ページ）もそうです。

鎖骨ひねり（口絵⑫ページ）や手首肩甲骨ストレッチ（口絵④～⑤ページ）がダイエットにも役立てられるなんて、最初は思ってもみませんでした。

ある時期からはランニング教室も開催するようになり、本書で紹介した走り方を伝授していくようになりましたが、こちらも驚きの一言。

運動音痴を自称していたような人が、簡単な指導で走るコツをつかみ、歓喜の声をあげながら会場を走りまわるのを見て、「これまでいったい何を習ってきたのだろう？」「世の中の常識とは何だろう？」と思ったものです。

つらいことを頑張ってやる、苦しいことを乗り越えてこそ結果が出せる——そんな浪花節のような価値観が、骨ストレッチをするとどんどん崩れていきます。もっと楽しく、心地よくていいんだ、そのほうがうまくいくんだと、そんな覚醒が体験した人の考え方、生き方にすら影響を及ぼしていきます。

松村氏からは、「骨ストレッチを日本基準にしたい」「学校の体育を変えていきたい」といった言葉を出会った当初から聞いていましたが、関連書の出版を重ねていく中で、それが少しずつ現実味を帯びているのを感じます。

・筋肉よりも骨を意識して体を動かす。
・体幹を固めてしまうのではなく、ゆるめることを心がける。
・強く踏ん張ったり、ねじったりする動きは有効ではない。
・体を大きくしなくても強い力を出すことはできる。

こうした発想に耳を傾け、スポーツ選手の中には骨ストレッチを実際に取り入れることで、結果を出す人も出てきました。学校の体育の先生、部活のコーチなどが骨ストレッチを学び、現場にフィードバックするケースも増えています。

いや、スポーツや体育の現場が変わるのは、大きな変化の一部なのでしょう。なぜなら、そこには価値観の変換（パラダイムシフト）が伴ってくるからです。1つの方法、考え方に居着いてしまっている人には怖く感じられることかもしれませんが、いま世の中全体にその大きな変化の波が押し寄せているのを感じます。

そこで求められるのは、もともと持っていたもの、知っていたことに気づくこと、新しいものを生み出すのではなく回帰することでしょう。

骨ストレッチのベースにあるのは、日本人が大事にしてきた体の知恵であり、それは同じ発想を持ったさまざまなメソッドと共有できるものです。

ヒモトレの小関勲さん、ロルフィング®の藤本靖さん、システマの北川貴英さん……まわりを見渡すと同じような感覚、感性を持っているであろう人たちが、この数年の間で活動の場をずいぶんと広げてきています。

本書にも登場した甲野善紀先生、藤田一照さん、さらに源流をたどれば、野口体操、野口整体、肥田式強健術など、身体感覚を磨くさまざまなメソッドが、これからの日本、世界を根もとの部分から変え、私たちを蘇らせてくれるはずです。

本書を通じて骨ストレッチを知った皆さん、今回はスポーツや健康という枠から一歩踏み出し、ビジネスでも役に立つ面を松村氏と追求しました。これをご縁に広い身体の海へと旅に出られ、豊かさを手に入れてください。

まさに、「人生を変える！ 骨ストレッチ」となるはずです。

長沼敬憲

謝辞

顔をゆるめて「笑顔」にする。
胸をゆるめて「ホッ」と一息つく。
腹をゆるめて「丹田」を意識する。

體（からだ）の重さ、背骨の動き、脈拍、呼吸……自分の好みのものを選び、ひたすら内側を感じてみてください。

そうやって、わずかな時間でもいい、頭（脳）から離れてみましょう。揺るぎない、確固たるものが、ただそこに（底に）存在しています。

本音で生きる自分のことを、體はきっと応援してくれます。頑張らなくても、あなたの體はつねに動き続け、あなたを心地よい方向に導いてくれます。

骨ストレッチを通じて、そうした體の動きにゆだね、自分の感覚を、自分の體を信じきることの大切さを学んでいってください。そこから展開され、生み出されていく人生の素晴らしさをともに体験していきましょう。

本書の制作にあたって、武術研究者の甲野善紀氏、禅僧の藤田一照氏をはじめ、映画プロデューサーの前田紘孝氏、京都大学プロセスシステム工学研究室助教の金尚弘氏（化学工学専攻）など、さまざまな分野の方からサポート、アドバイスをいただきました。

また、私の活動を支えてくれている骨ストレッチ認定指導員の皆さん（安井章泰、志村博康、小沼博子、小倉由美、髙橋有希子、尾形蘭）、今回の企画の実現に尽力してくださったダイヤモンド社の酒巻良江氏にも感謝を捧げたいと思います。

どうもありがとうございました。

2016年9月

松村 卓

［著者］

松村卓（まつむら・たかし）

1968年生まれ。中京大学体育学部体育学科卒業。陸上短距離のスプリンターとして活躍。100mの最高タイムは10秒2（追風2.8m）。北海道国体7位、東日本実業団4位、全日本実業団6位などの実績を持つ。引退後、ケガが絶えなかった現役時代のトレーニング法を根底から見直し、筋肉ではなく骨の活用に重点を置いた「芯動骨整体（骨ストレッチ）」、体幹部を効果的に活用できる「骨ストレッチ・ランニング」「骨ストレッチ・ゴルフ」などを考案、多くのスポーツアスリートの指導にあたる。著書に、『ゆるめる力 骨ストレッチ』『やせる力 骨ストレッチ』（以上、文藝春秋）、『「筋肉」よりも「骨」を使え！』（共著　甲野善紀　ディスカヴァー・トゥエンティワン）などがある。

http://www.sportcare.info

長沼敬憲（ながぬま・たかのり）

1969年生まれ。出版プロデューサー＆エディター。30代で医療・健康・食・生命科学の分野の取材を開始、エディターとして累計30万部に及ぶ「骨ストレッチ」シリーズなど、数多くの書籍を手がける。著書に『腸脳力』（BABジャパン出版局）、『この「食べ方」で腸はみるみる元気になる！』（三笠書房）などがある。2015年より三浦半島の葉山を拠点に「ハンカチーフ・ブックス」を創刊、編集長となる。

http://handkerchief-books.com

コリ・ハリ・痛みが消え、疲れ知らずの体になる
人生を変える！　骨ストレッチ

2016年9月15日　第1刷発行

著　者——松村卓　長沼敬憲
発行所——ダイヤモンド社
〒150-8409　東京都渋谷区神宮前6-12-17
http://www.diamond.co.jp/
電話／03･5778･7234(編集)　03･5778･7240(販売)
装幀————渡部忠(ハンカチーフ・ブックス)
企画・編集・構成—長沼敬憲(ハンカチーフ・ブックス)
写真撮影——板山拓生(スタジオジーマック)
モデル———黒部菜々佳
ヘアメイク—国府田圭
DTP制作——伏田光宏（F's factory)
製作進行——ダイヤモンド・グラフィック社
印刷————勇進印刷(本文)・加藤文明社(カバー)
製本————ブックアート
編集担当——酒巻良江

ISBN 978-4-478-10087-5